4050 생활습관 리셋

RESET YOUR LIFESTYLE

4050 _{안병택 지음}

안병택 지음

생활습관
리셋

잘못된 습관이 병이 되는 것을 막을 마지막 기회

생활습관을 바꾸지 않고
건강해지길 바라지 말라

재활을 돕는 물리치료사로 일하면서 가장 힘들고 괴로운 경험은 고통받는 사람이 잘 낫지 않을 때다. 특히 만성으로 아픈 환자분들은 한두 번의 치료만으로 효과가 잘 나지 않는다. 그럴 때마다 어떻게 하면 조금이나마 더 빨리 낫게 할 수 있을까 하는 고민을 깊게 했다. 전공 서적과 논문을 집요하게 찾아보고, 국내 저명한 학회 교육을 들으며 배움을 채우고, 해외 세미나에 참석하며 그 답을 찾으려 애썼다. 때론 재활 현장에서 환자를 배움의 스승이라 여기고 피드백을 꼼꼼히 받아 기록하곤 했다. 여러 노력 끝에 얻은 한 가지 진리는 모든 고통 완화에 있어 생활습관 관리가 무척이나 중요하다는 것이다. 신체적 재활뿐만 아니라 식습관, 수면, 스트레스 등의 관리가 동반되었을 때 비로소 재활 효과가 나타나는 것을 수많은 경험을 통해 깨달았다.

병원 물리치료실 및 센터를 찾는 환자 중 대다수는 물리적 통증을 느끼거나 움직이기 힘든 기능적 문제가 생기면 일단 구조적인 문제만을 짐작한다. 예를 들어 허리디스크 진단을 받은 경우 튀어나온 수핵이 신경을 누르지 않도록 치료하면 완화될 거라고 믿는 식이다. 물론 해결이 되는 경우도 있지만 만성일수록 구조적인 문제의 치료만으론 한계가 있다. 만성 통증은 일차적으로 구조적, 기능적 문제 해결과 더불어 잘못된 자세 습관을 고쳐야 한다. 자신의 몸 상태에 맞는 운동과 일상생활 속 나쁜 움직임을 좋은 움직임으로 재학습하는 노력이 동반되어야 회복 확률이 높아진다. 자세 교정과 운동을 해도 호전되지 않는 이들도 있다. 치료실을 나갈 때는 분명 괜찮았는데 일상생활로 돌아가면 다시 아픈 경우가 꽤 많다.

심한 스트레스로 인해 몸이 늘 긴장되어 있다면 운동만으로 통증이 완화될 수 없다. 잠을 못 자거나 영양가 있는 음식을 챙겨 먹지 않으면서 운동만 열심히 할 경우 더 큰 문제를 야기할 수 있다. 평소 위장 문제로 소화제나 변비약을 달고 사는 경우에도 신체적 통증 개선을 위해 식습관과 스트레스 관리를 함께 해 주어야 한다. 이처럼 재활은 아픈 부위만을 치료해선 안 된다. 직·간접적으로 영향을 미치는 요인을 세세하게 뜯어 보고 하나씩 바르게 고쳐 나가는 데 초점을 맞춰야 한다. 만약 지금 미묘한 통증이 느껴지기 시작한다면, 그 통증의 원인만 찾을 것이 아니라 자세 습관, 스트레스, 수면, 휴식, 마음가짐, 식습관 등 자신의 삶을 감싸고 있는 '라이프 스타일'을 돌아보길 바란다.

다섯 살의 어린아이부터 90대의 어르신까지 다양한 연령대의 재활을 도우면서 40~50대는 생활습관이 병이 되는 것을 효과적으로 막을 수 있는 마지노선임을 알았다. 아직 특별히 아픈 데는 없지만 체력이 점점 떨어지는 나이, 젊었을 때부터 쌓인 나쁜 생활습관이 결국 하나둘 문제를 일으키는 시기이다. 신체적인 부분 외 심리적인 부담감도 큰 나이대이다. 사회에서는 성과를 내야 한다는 압박을 받고, 집에서는 가족을 부양해야 한다는 책임감에 시달릴 것이다. 40~50대에 이러한 신체적, 심리적 문제가 극대화되기 때문에 이를 관리하는 사람과 아닌 사람의 노년은 크게 달라질 수 있다. 인생의 절반 동안 쌓아온 습관이 나쁘다면 '생활습관병'이라 불리는 심혈관 질환, 당뇨, 비만 등의 만성 질환을 피할 수 없을 것이다.

이 책의 1장에서는 만성 통증으로 고통받는 이들의 사례를 전한다. 만성 통증을 완화하려 노력할 때 생활습관 교정을 간과하면 안 된다는 사실을 강조한다. 2장에서는 생활습관의 중요성과 관련한 학문적인 이론 및 배경을 소개한다. 어려운 이론은 최소화하되 실천에 앞서 바르게 알아야 하는 지식은 알차게 담고 있다. 3장에서는 당장, 쉽게, 꾸준히 따라 할 수 있는 66가지의 실천법을 소개한다. 마음 습관, 음식 습관, 운동 습관 세 항목으로 나눠 각각 22가지의 실천법을 담았기에 어느 한쪽에 치우치지 않게 균형을 잡을 수 있다. 이 책에서 소개하는 생활습관 개선법은 누구나 아는 상식적인 것들도 있다. 하지만 알면서도 미뤄온 것들을 바로 실천할 수 있도록 구성에 신경을 썼다. 더 이상 머리로만 생각하고, 말로만 다짐하지 말자. 부담 없이 딱 66일간만 내 몸을 위한 습관 교정에 힘쓰자.

갑작스러운 사고를 겪는 경우를 제외하고 하루아침에 건강이 악화되는 경우는 드물다. 오늘 내가 먹고, 자고, 움직이고, 생각하는 모든 것이 쌓여 훗날 소리 없이 건강에 대한 성적표가 될 것이다. 만약 안 좋은 쪽으로 흘러가고 있다면 몸은 중간중간 분명 경고를 보낼 것이다. 그 신호를 받았을 때 대수롭지 않게 여기고 그대로 살 것인지, 멈추어 생활습관을 점검해 볼 것인지는 자신의 몫이다. 앞으로도 활력 넘치게 살아온 지난날처럼 가고 싶은 곳, 먹고 싶은 것, 하고 싶은 일을 누리길 바란다면 더 이상 누워서 고민만 하지 말고, 일어나서 생활습관을 리셋하자!

Contents

3장 ## 4050 생활습관 리셋 66일 프로젝트

Contents

'생활습관병'이라는 병명은 직접 겪어보기 전까지 가볍게 느껴진다. 일상에서 고착된 나쁜 습관만 개선하면 낫는 병이 아닌가 싶을 만큼 단순해 보인다. 하지만 생활습관을 개선하지 않는 한 오랫동안 지속될 수도 있는 무서운 병이기도 하다. 고혈압, 당뇨병, 비만, 고지혈증, 심근경색증, 뇌졸중, 천식, 퇴행성관절염, 암 등 이름만 들어도 두려운 병들이 생활습관병에 속한다는 사실을 잊지 말자. 이러한 병은 원인을 알고 치료나 수술을 한다고 해서 바로 상태가 호전되지 않을 수도 있다. 일상에서 꾸준히 생활습관을 관리해야 한다. 만성 통증으로 고통받는 이들의 사례를 통해 생활습관병의 이면에 대해 이해해 보자.

1장

만성 통증으로 고통받는 이들

사례 1. 늙은이라 불리자
애늙은이가 되었다

"학생입니다."

요금으로 천 원짜리 지폐를 내고 버스 입구에 서서 말했다. 버스 기사님은 내 얼굴을 빤히 쳐다봤다. 이윽고 무시한 채 운전대를 잡았다. 나는 다시 한번 말했다.

"기사님, 저 중학생이에요….'"

잠시 후 기사님은 동전이 나오는 단추를 눌렀다. 내가 성인으로 보였나 싶었다.

중학교 2학년 4월 중순쯤 겪었던 굴욕적인 일이다. 날씨가 덥진 않았지만 내 얼굴은 붉게 달아올랐다. 자리에 앉기 위해 뒤로 이동하면서 창피함과 모욕감이 교차했다. 인정하기 싫지만 또래보다 노안이었던 것이 사실이다. 땡볕에서 친구들과 매일 운동을 하다 보니 얼굴은 칙칙하게 탔고, 기름과 땀이 범벅이 돼 여드름도 하나둘 올라와 있었다. 변성기로 인해 목소리는 저음이었고, 체격도 성인과 비슷하니 오해가 생길 일이 많았다.

친구들은 나를 '늙은이'라고 불렀다. 학창 시절 내내 이런 유의 별명과 함께했다. 그 시절 친구들은 이름이나 생김새의 특징을 토대로 별명을 붙였다. 당연히 늙은이라는 별명은 싫었다. 싫다는 의사를 표현하면 반응이 재밌는지 오히려 더 놀려댔다. 듣다 보니 적응되어 그 별명이 썩 나쁘지도 않은 것 같다며 자기 위안을 하기도 했다. 늙은이라는 별명을 지닌 채 중학생 시절을 보내다 보니 어느 순간 나는 걸음이 느려졌고, 천천히 움직이며 이런저런 생각을 많이 했다. 성향 자체가 왠지 모르게 달라졌다.

고등학생 때는 별명이 '애늙은이'로 발전했다. 친구들 사이에서 나이에 맞지 않게 성숙하고 사려 깊은 친구라 여겨졌다. 말하는 것보다 듣는 것을 좋아했고, 어떤 사건이 일어나면 상황을 종합하여 정리하는 역할을 맡았으며, 친구들과 놀다가 헤어질 때면 마지막까지 남아 친구들을 챙겼다. 어느 모임에서나 앞에 나서기보다는 뒤에서 돕거나 주위를 두루 살펴 조율하는 게 더 편했다. 사춘기를 지나 철이 들어서 그럴 수도 있었겠지만 주위 사람들은 학생 같지 않고 어른스럽다는 말을 자주 했다.

이후 심리학 관련 책을 보다가 당시 내 성향이 왜 그랬는지에 대한 답을 어렴풋하게 찾았다. 1996년 뉴욕대 심리학과 존 바그(john bargh) 교수 연구팀은 18~22세 사이 학생들을 대상으로 특정 단어가 행동에 변화를 줄 수 있는지에 대해 실험했다.[1] 학생들을 두 그룹으로 나눠 한 그룹은 '건망증', '주름', '회색', '대머리'라는 단어로 문장을 만들게 했고,

다른 그룹은 일반적인 단어로 문장을 만들게 했다. 이후 다음 실험을 하기 위해 학생들을 다른 방으로 이동시켰다. 이 연구팀의 진짜 실험 목적은 문장을 만든 후의 보행 속도를 측정하는 것이었다. 노인, 노화와 관련된 단어를 연상한 학생 그룹은 일반 단어로 문장을 만든 학생 그룹보다 걷는 속도가 느렸다. 내가 늙은이라는 별명으로 불린 후 걷는 동작이나 움직임이 느려진 맥락과 상응했다.

1970년대 하버드대 심리학과 엘렌 랭어(ellen j. langer) 교수의 '시계 거꾸로 돌리기(counter clockwise)' 실험은 반대의 상황을 보여준다.[2] 이 연구는 75세 이상 노인들을 20년 전 상황과 배경에서 생활하게 한 실험이다. 즉, 실제로는 1970년대이지만 1950년대에 사는 것처럼 당시 유행하던 옷을 입고, 음악을 감상하고, 해당 시기에 화제가 되었던 주제로 토론을 하며 지내게 한 것이다. 그 결과 일주일 전과 비교했을 때 노인들은 근력, 유연성, 자세와 같은 신체적 기능이 좋아졌다. 또한 이해력, 인지능력, 기억력까지 개선되었다. 외모의 변화도 있었다. 실험 전 사진에 비해 실험 후 3살가량 젊게 보였다고 한다. 놀랍게도 일주일 만에 일어난 일이었다.

위의 두 연구뿐만 아니라 늙는다는 생각이 행동으로 이어진다는 실험 결과가 다수 존재한다. 좋게 해석하면 어린 나이에 더 현명하게 판단할 수 있는 상태가 되기도 한다. 모든 건 마음먹기 나름이다. 대학교를 졸업하고 20대를 지나면서 늙은이라는 별명은 더 이상 듣지 못했다. 직장 생활을 하면서 이리 뛰고 저리 뛰며 막내 생활을 하자 오히려 젊은이로 변했다. 아니 원래 젊은이었지만 말이다. 신기하게도 학창 시절 약 10년간은 '몸이 안 아픈 적이 있었나' 하는 생각을 달고 살 정도였는데, 20대 후반 무렵 건강도 많이 좋아졌다. 요즘 학창 시절 친구들을 만나면 내 모습이 중학생 때 그대로라고 한다. 어렸을 때 노안이었던 사람은 시간이 갈수록 안 늙는다는 말을 들었는데 그렇게 된 것인가. 어쨌든 지금은 제 나이처럼 보이니 이제서야 몸의 시계를 찾은 셈이다.

생각과 행동을 어떻게 하느냐가 건강과 외모에 영향을 미친다. 나아가 어떻게 숨 쉬었는지, 얼마나 움직였는지, 뭘 먹었는지, 일상의 사소한 부분까지 고스란히 모여 나를 만든다. 오랫동안 무심코 지속해온 생활습관이 서서히 쌓이고 변해 지금의 내가 된 것이다.

생활습관 처방 📋

83쪽 心 급성 스트레스와 만성 스트레스를 알고 관리하자
124쪽 心 긍정적 감정을 담아 말하자
196쪽 體 일상 속 신체활동을 적극적으로 늘리자

▶ 친구들의 놀림을 진지하게 받아들이지 않고 나름 긍정적으로 생각해 다행인 상황이다. 개선하고자 하는 자신의 특성을 아는 것과 그렇지 않은 것에는 큰 차이가 있다. 좋은 방향으로 나아갈 수 있다는 의지와 믿음을 기르는 데 힘쓰자.

· · ·

사례 2. 목, 어깨, 허리 통증에 시달리는 고등학생

고등학생이 목, 어깨, 허리 통증 등을 복합적으로 느낄 수 있을까? 그럴 수 있다. 생각보다 많은 중·고등학생이 아프다.

나는 고등학교 1학년 때 목, 어깨, 허리가 다 아팠다. 외상이 있거나 딱히 무리한 활동을 하는 것도 아니었는데 언제부터 시작된 지 모르겠는 통증이 오래 이어졌다. 목은 뻣뻣하고 지끈지끈 두통이 있었으며, 왼쪽 어깨가 결려 팔을 돌릴 때마다 "틱-"하는 소리가 났다. 허리는 한번씩 주먹으로 툭툭 두드리거나 몸통을 움직여 "두둑" 소리를 내야 겨우 시원했다. 성한 곳 없는 몸에 인상은 찌푸리게 됐고, 약간 화가 나 있는 듯한 표정이 굳어졌다. 친구들은 내가 어깨를 돌릴 때마다 관심을 보였다. 소리가 어지간히 컸기 때문이다. 통증 부위가 다쳐서 티가 나면 남들도 이해할 만한데 이건 정말 꾀병처럼 보였다. 고등학생이 공부하기 싫어서 거짓말을 하는 것처럼 말이다.

뭔가 잘못된 것 같았다. 병원에 가야겠다는 생각이 들었다. 엑스레이를 찍고 결과를 들으러 진료실에 들어섰다. 어깨는 힘줄염이고, 일자목에, 골반과 척추는 휘어 디스크 초기라는 진단을 받았다. '디스크?' 부모님 세대가 돼야 나타나는 줄 알았던 디스크 판정을 받으니 순간 머리가 띵했다. 어깨에 주사를 맞고, 목과 허리는 물리치료를 받았다. 뜨거운 팩과 찌릿찌릿한 전기가 통하는 저주파 치료를 받자 증상이 약간 줄어들었다. 그렇게 나는 내 고통의 원인을 알게 되었고, 꾸준히 병원을 방문했다.

한두 번 치료를 받으면 고통이 끝날 줄 알았는데 매주 1~2회씩 고등학교 3학년 때까지 병원행은 계속됐다. 이 정도면 불치병이 아닌가 싶었다. 타고나기를 운동을 좋아하는 사람이었고, 유년 시절 내내 아주 건강했다. 사고가 난 적도 없었다. 어른들은 내가 치료받으러 병원 다닌다고 하면 "고등학생이 아프다고? 왜?"라는 반응을 보였다. 겉보기엔 건장하니 멀쩡해 보이는데 왜 아프다고 하는지 의아해했다.

진단명이 분명히 있고 그에 적절한 치료를 받는데도 말끔하게 회복되지 않았다. 답답했다. 병원을 옮겨보기도 했고, 문제의 사소한 원인까지 찾아보려고 노력했다. 한번은 의사 선생님이 다리를 꼬거나 바지에 지갑을 넣고 앉아도 척추에 무리가 갈 수 있다고 설명해 주었다. 그러고 보니 나는 아버지에게 선물 받은 지갑을 매일같이 오른쪽 주머니에 넣고 야간 자율학습 시간까지 앉아 있었다. 그 사실을 깨닫고는 지갑을 자켓 안주머니나 가방에 넣기 시작했다. 사소한 습관의 변화로 허리 통증이 조금 완화되는 듯 싶었다.

고등학교를 졸업할 때까지 통증은 크게 회복되지 않았다. 대학생이 되고 나서야 이전보다 통증이 절반 정도로 줄어들었다. 참을 수 없는 통증이 10이고, 통증 없음이 0이라고 할 때 3~4 정도로 줄은 느낌이었다. 무리하지 않으면 참을만한 수준이었다. 이전에는 통증을 느낀다는 사실이 머릿속까지 지배해서 뭔가에 집중하기조차 힘들었다. 뒤늦게 깨달은 건 대학생이 되어 가만히 앉아 있는 시간이 자연스레 줄어든 게 회복에 도움이 되었다는 사실이다.

인체는 가만히 있으면 근육, 관절 등이 뻣뻣해지고 신체 기능이 감소한다. 이러한 불균형은 조직 손상을 일으키고 여러 문제를 일으킨다. 고등학생 때는 하루에 거의 12시간 정도 앉아만 있었다. 그토록 좋아하던 운동도 자주 하지 않았다. 몸을 쭉쭉 늘려주는 스트레칭조차 하지 않았으니 몸이 점점 굳었을 테다. 대학생 때는 앉아 있는 시간이 하루에 6~8시간이었고, 친구들과 걷고 움직이는 시간이 늘었다. 가만히 있는 시간을 줄이고 움직이니 몸이 좋아진 것이다.

고등학생도 아플 수 있다. 중학생도 초등학생도 아플 수 있다. 몸을 많이 쓰거나 잘못 쓰면 나이와 관계없이 탈이 난다. 대학을 졸업하고 병원에서 일하면서 고통받는 어린 학생, 선수 들의 재활을 도왔다. 대부분의 문제는 운동 중 외상이나 특정 부위의 과사용이었지만 오히려 가만히 있어도 나처럼 문제가 생길 수 있다는 것을 간과하면 안 된다.

현재의 지식으로 다시 고등학생 시절의 습관을 되짚어 본다. 매일 한쪽 주머니에 넣고 다니던 지갑으로 인해 의자에 닿는 골반뼈(좌골)의 높낮이에 차이가 나면서 골반이 틀어졌을 것이다. 그리고 허리, 등, 목, 척추는 골반이 낮아진 반대 방향으로 중력을 이겨내기 위해 틀어졌을 테다. 날개뼈도 마찬가지, 앞으로 숙이면서 웅크린 자세는 일자목과 어깨가 말리는 둥근 어깨를 유발했으며 동시에 어깨뼈(상완골)가 안쪽으로 회전하면서 힘줄이 계속 자극되어 염증이 생겼을 것이다. 어깨를 돌릴 때 "틱-" 하고 나는 소리는 상완이두근(소위 알통 근육) 힘줄이 원래 있어야 할 자리에서 벗어나며 튕기는 소리로 추측된다. 그렇게 몸이 하나둘 기능을 잃어 아팠을 것이다. 팔자걸음과 팔짱 끼는 습관도 체형이 틀어진 원인임이 분명하다. 학교 쉬는 시간에 피곤하다며 책상에 엎드려 팔을 교차한 자세도 문제다. 지금 생각해 보면 무의식중에 했던 안 좋은 습관들로 인해 서서히 몸이 망가진 것이다. 몸과 직접적으로 관련된 습관 외에도 여러 가지 생활습관이 내 몸에 직·간접적으로 영향을 미쳤을 것이다. 몸은 기계나 건축물이 아니기에 살아 숨 쉬는 동안 내가 했던 모든 행동에 영향을 받는다.

　모든 것에는 원인이 있다. 우리는 흔히 결과에만 집중하기 때문에 이를 간과하곤 한다. 결과를 해소하면 증상이나 통증이 사라지는 경우도 많다. 하지만 만성이거나 재발하는 문제의 경우 반드시 원인을 찾아야 한다. 문제의 원인이 하나라면 다행이지만, 여러 가지인 경우도 많으니 다양한 관점에서 접근해야 한다.

▶ 명확한 병명이 있고 적합한 치료를 받는 데도 눈에 띄는 효과가 적어 답답함을 느끼는 상황이다. 좌절하지 말고 마인드 컨트롤을 잘하며 일상에서의 자세 개선부터 차근차근 힘써야 한다. 속도가 늦더라도 통증은 분명 줄어들 것이며, 그때부터는 좀 더 적극적인 운동을 통해 점진적으로 몸을 건강한 상태로 회복시킨다.

사례 3. 만성 소화 불량에 시달리는
40대 자영업자

40대 중반 백반집을 운영하는 자영업자 남성 A씨는 처음 봤을 때 오른손으로 배를 어루만지고 있었다. 허리 통증과 더불어 어깨, 팔꿈치가 불편하다고 했다. 팔다리가 저리는 방사통은 없었다. 일반적으로 식당 일을 과하게 하면 생기는 근골격계 질환자였다. A씨의 특이점은 장 문제였다. 소화가 잘 안 되고, 화장실을 3~4일에 한 번씩 간다며 답답함을 호소했다.

A씨는 보통 하루에 두 끼만 먹었다. 아침 식사는 거르는 편이었고, 점심 식사는 오후 3시 정도에, 저녁 식사는 10시를 훌쩍 넘기는 게 일상이었다. 주방 일을 하면서 카운터 일까지 맡아서 하니 정신이 없다고 했다. 시간이 나면 최대한 식사를 후다닥 해치우고 잠시라도 누워 자는 습관을 갖고 있었다. 일하고 자고, 자고 일하길 반복했다. 위장이 소화할 시간을 주지 않으니 만성 소화 불량이 있는 게 어찌 보면 당연했다.

40대 중반이면 위장의 기능이 떨어지는 시기이다. 위장에 무리가 안

가는 음식을 먹고 시간을 충분히 줘도 소화하는 데 꽤 오래 걸린다. 소화 기관과 허리 통증은 서로 간접적인 영향을 미친다. 내장 기관을 감싸고 있는 복막은 허리 척추에 붙어 있기에 복부 압력이 높거나 너무 낮으면 허리 척추의 움직임이 떨어진다. 척추는 움직임이 좋을 때 디스크에 영양 공급이 잘되고 부하가 걸릴 때도 충격을 잘 흡수한다. 복부 압력으로 움직임이 감소하면 척추에 문제가 생길 수밖에 없다. 반복적으로 주방 일을 하면서 허리에 무리가 간 상태에서 소화 불량으로 위장의 기능도 안 좋아졌으니 악순환이 반복됐을 것이다.

A씨의 식습관을 살펴보니 탄수화물과 동물성 단백질 위주로 먹고 있었다. 보통 단백질 함유량이 높은 음식은 소화되는 데 에너지가 더 많이 필요하다. 일반적인 음식이 위장에 머무르고 소화되는 데 평균 25~30시간이 걸린다면, 고기 등의 동물성 단백질은 2배 이상의 시간이 걸린다. 따라서 고기를 많이 먹는 식습관을 갖고 있다면 변비로 고생할 수 있다.

밤늦게 먹는 식습관은 수면의 질에도 영향을 준다. 음식을 먹고 나면 몸은 음식물을 소화하기 위해 집중한다. 잠들기 어렵고 수면 패턴이 바뀐다. 특히 수면 호르몬으로 불리는 멜라토닌의 생산을 방해한다. 또한 음식을 먹고 바로 누우면 역류성 식도염이 생기기 쉽다. 야식을 먹고 잠들면 음식물을 소화할 시간이 거의 없다. 체중 증가로 이어져 허리 통증에 영향을 미친다. 체중이 증가한다고 통증의 강도가 커지는 건 아니지만, 체중이 늘어날수록 몸이 회복할 시간이 더뎌진다는 연구 결과가 있다. 한마디로 체중을 줄여야 더 빠른 회복이 가능하다는 의미다.

A씨는 약 3개월 동안 재활한 후 허리 통증에서 벗어났다. 팔꿈치와 어깨 통증은 전보다 줄었지만 주방 일을 계속하다 보니 아예 사라지진 않았다. 근골격계 통증은 일하는 시간과 무리를 주는 자세 습관을 줄이면 회복되는 경우가 대부분이다. 하지만 만성 소화 불량으로 생기는 문제는 식습관을 함께 고쳐야 해결이 된다. 좋은 식습관은 허리 통증을 회복하는 데 도움을 준다. 근골격계 통증을 줄이기 위해 식습관에도 신경써야 하는 이유다.

생활습관 처방 🖐

106쪽 心 포모도로 기법으로 휴식을 취하자
152쪽 食 식물성 단백질 섭취량을 늘리자
212쪽 體 허리를 튼튼하게 만드는 7가지 코어 운동

▶ 느긋한 마음가짐, 건강한 식습관, 노동이 아닌 운동 병행 등 다방면에서의 생활습관 개선이 필요한 사례이다. 굳어진 습관을 개선하는 게 쉽지 않더라도 기본적인 것부터 천천히 바꿔 나가야 한다. 신체 내·외부적으로 통증이 지속되면 심리에도 부정적인 영향을 미칠 수 있다.

사례 4. 스트레스로 만성 불면증을 겪는 60대 주부

60대 중반 여성 B씨는 어깨 근육인 회전근개 파열로 수술을 한 상황이었다. 상태를 파악하기 위해 테스트를 해 보니 팔은 앞으로, 옆으로 약 110도 올릴 수 있었고, 수술 결과 예후가 좋아 어깨 관절을 부드럽게 푸는 운동만 꾸준히 하면 좋아질 수 있는 상태였다. 재활하는 데 딱히 어려움이 없을 환자였다. 예상대로 재활 운동을 반복하니 팔이 훨씬 더 잘 올라갔고 불편함 없이 일상생활을 할 수 있는 수준이 되었다. 허나 몸의 근육들은 여전히 뻣뻣하게 경직되어 있었고 불편함을 호소했다.

사연을 들어보니 B씨는 가족에게 받는 스트레스가 이만저만이 아니었다. 남편은 전업주부인 아내가 개인 시간을 갖는 것을 언짢아한다고 했다. B씨는 집안일을 마치고 나면 지인을 만나 여가 시간을 보내고 싶어 했지만 남편은 집에 머물며, 자신의 업무를 보조해 주거나 가사에 더 신경 쓰기를 바랐다. 게다가 장성한 아들과 딸의 개인적인 문제도 신경 써야 했다. 가족들에 대한 근심 걱정으로 잠자리에 누워도 잠이 잘 오지 않았고, 겨우 잠이 들어도 깨기 일쑤였다. 항상 피곤한 상태로 온몸이 긴장되어 있던 것이다. 스트레스가 회복에 영향을 주는 경우였다.

스트레스는 자율신경계에 영향을 미친다. 자율신경계는 우리 몸을 자율적으로 조절해 항상성을 유지하는 역할을 한다. 긴장·흥분 상태에 관여하는 교감신경과 이완 상태에 관여하는 부교감신경이 상호 작용을 하며 조절한다. 예를 들어 교감신경이 더 많이 쓰이면 부교감신경은 덜 쓰인다. 스트레스를 받으면 교감신경의 기능이 항진되고, 부교감신경의 기능이 떨어지는 식이다. B씨는 근심 걱정이 많은 데다가 맘 편히 휴식을 취하지 못하니 교감신경이 늘 항진되어 있었다. B씨에게 정신건강의학과 진료 상담과 수면제 처방을 권했다. 하지만 수면제의 효과는 크지 않았다. 담당 의사에게 상황을 설명하니 근본적인 해결 방법은 휴식을 취하고, 가족과의 관계에서 오는 스트레스에서 벗어나야 한다는 조언을 받았다고 했다.

B씨는 재활하는 동안 종종 푹 잤는데, 교외로 벗어나 여행지의 숙소에 머무를 때였다. 남편과 함께 여행을 가 숙소 주위를 산책하거나 바닷가를 걷다 보면 마음이 편해졌고 그런 상태로 누우면 푹 잠들었던 것이다. 좁은 활동 반경의 일상에서 벗어나 새로운 환경에서 주는 활동이 스트레스를 줄여준 셈이다. 여행을 다녀오면 다시 긴장된 상태로 돌아온다고는 하지만 완화하는 방법을 깨달아 전보다 자주 교외로 나가 마음의 여유를 찾고자 노력하는 상태이다.

밤에 잠을 이루지 못하는 사람들이 꽤 많다. 불면증은 잘못된 식습관, 잘못된 수면 습관으로 인해 발생하기도 하지만 스트레스의 영향을 크게 받는다. 누구나 스트레스 받는 일 하나로 밤새워 괴로워한 경험이 있다. 건강한 일상을 영위하는 데 스트레스 관리를 잘하는 것도 무척 중요하다는 사실을 잊지 말자.

생활습관 처방 🗒

80쪽 心 외부 스트레스와 내부 스트레스를 분리하자
95쪽 心 양질의 수면 위생 습관을 실천하자
206쪽 體 어깨 뭉침이 풀리는 날개뼈 체조
208쪽 體 오십견을 예방하는 어깨 운동

▶ 스트레스와 수면 관리가 원활히 뒷받침된다면 신체적인 통증은 개선의 여지가 많다. 스트레스의 원인을 분명히 파악하고 스스로 개선할 수 있는 것과 없는 것을 구분해 적당히 받아들이는 과정이 필요하다. 나아가 심리적으로 무리되지 않을 수준의 가벼운 운동을 통해 몸과 마음의 근육을 동시에 기르는 데 집중하자.

사례 5. 업무 과다로 번아웃에 시달리는
50대 기업인

중소기업을 운영하는 50대 후반의 기업인 C씨는 체격은 건장한 데 반해 안색은 어둡고 우울해 보였다. C씨는 어깨힘줄염으로 인한 통증을 완화하고자 노력하는 중이었다. 팔을 들어 올리지 못하는 등의 기능상 문제는 없었지만, 통증은 이어지는 상태였다. 평소 골프와 테니스를 즐기는 데 무리했을 때만 아픈 정도로 근골격계 문제가 아주 심각하진 않았다.

　하지만 일상은 심각했다. 일상을 들여다 보니 그는 하루도 쉬는 날 없이 바쁜 일정을 소화하고 있었다. 회사의 성장 목표를 세웠는데 그에 미치지 못하니 조바심이 나 업무에 과한 시간을 할애했다. 일이 잘 풀릴 듯하다가 엎어지는 일이 반복되고 있다며 극심한 피로감을 호소했다. 신체적 소진과 심리적 스트레스가 이어지는 상황으로 '번아웃 증후군(burn out syndrome)'이 의심됐다. 이는 어떤 직무를 행하는 도중 극심한 육체적·정신적 피로를 느끼며, 일에서 얻는 열정과 성취감을 잃어버리는 증상을 통칭한다.

　C씨는 평소 자신의 고충을 가족이나 친구, 지인에게 잘 털어놓지 않

는다고도 했다. 사람은 언제나 멋지고 좋은 모습을 보이고 싶어 하지만 살면서 매번 그럴 수는 없다. 열심히 노력해도 잘 해결되지 않는 일은 무수히 생긴다. 일이 안 풀리고 마음이 힘들 때는 다른 사람에게 의지하기도, 여유를 가지고 쉬어가기도 해야 한다. 누군가에게 속 시원하게 이야기하는 것만으로 힘을 얻을 수 있고, 때론 상대방이 어려운 상황을 직·간접적으로 도와줄 수도 있다.

어깨 재활을 하면서 C씨의 이야기를 경청해 주고 휴식과 건강의 중요성을 자연스레 반복해 말했다. 몸을 살피면서 동시에 힘든 일을 주위 사람에게 나누고 스트레스를 해소하며 지냈으면 좋겠다고 강조했다. C씨는 충분히 공감하면서도 업무 강도나 타고난 성향을 크게 개선하진 못했다. 대신 어깨가 거의 회복했을 때쯤 회사 성장 목표를 낮추고 몸을 돌보며 지내겠다고 웃으며 말했다. 그렇게 말할 여유가 생겼다는 데 의미가 있다고 생각한다. 일과 성공도 중요하지만 현재 상태에 만족하며 몸과 마음의 여유가 있는 삶이 더 건강하다. 건강한 몸과 마음이 일에 있어서도 도약하는 발판이 되기도 한다는 걸 잊지 말자.

▶ 제대로 쉬는 방법을 모르면 몸으로 이상 징후들이 나타날 수 있다. 의식적으로 잘 쉬려는 연습을 하다 보면 어느 순간부터는 자연스레 몸과 마음이 편안해질 것이다. 앞만 보고 달리기보다 한 번씩 멈추어 자신을 돌보는 시간을 갖자.

사례 6. 두 번의 허리 수술 후에도
여전히 고통받는 40대 직장인

40대 초반의 여성 D씨는 허리 수술을 두 번이나 했다. 수술 후 발과 다리가 저리는 증상은 여전했고, 허리를 앞으로 숙이는 자세에 대한 두려움이 있었다. 하루 8시간 꼬박 앉아서 컴퓨터 작업을 하는 사무직인 D씨는 하루 세 끼를 잘 챙겨 먹지만 주로 밥과 면 위주로 섭취했고, 운동을 싫어했다. 병원에서 운동을 꾸준히 해야 한다는 처방을 받은 상황이었다.

D씨는 허리를 자주 구부리면 증상이 더 심해질 수 있다는 말을 듣고 세 번째 수술은 절대 하고 싶지 않다며 철저하게 허리를 굽히는 자세를 피한다고 했다. 역학적으로 허리를 앞으로 구부릴 때 디스크에 압력이 더 높아지긴 하지만 적절하게 잘 움직이면 크게 무리가 되지 않는다. 허리를 숙이면 아프다는 그 생각 자체만으로 통증을 느끼는 경우가 더 많다. '두려움-회피 반응'이 생기는 것이다. 과거에 허리를 숙여서 더 아팠거나 숙이면 문제가 된다는 생각이 뇌에 입력돼 통증을 느끼게 만들 수 있다. 허리 수술 후 보호 시기가 지나고 나면 점점 굽히는 각도를 늘

려가며 문제가 없다는 걸 재학습해야 한다. 수술 후에도 숙이는 걸 피하고 생활한다면 오히려 그로 인해 몸은 더 경직되고 위축된다.

사실 D씨의 큰 문제 중 하나는 종일 앉아서 일하는 좌업생활이다. 2021년 이스파한 의대 마다비(baradaran mahdavi) 교수 연구팀은 좌업생활과 허리 통증의 연관성을 체계적으로 고찰한 연구를 진행했다.[3] 연구 결과 성인 중 앉아서 생활하는 방식은 허리 통증의 상당한 위험 요소였다. 30분에 한 번씩 자세를 바꾸고, 스트레칭을 해야 하는데 일을 하다 보면 화장실에 가거나 회의를 위해 이동하는 시간을 제외하고는 일어날 시간이 거의 없을 것이다.

D씨에게 아무리 바빠도 의식적으로 자주 일어나서 왔다 갔다 할 것을 조언했다. 운동은 가볍게 스트레칭하는 수준에서 시작하기로 했다. 처음부터 강도 높은 운동을 하다 보면 역효과가 날 수 있다. 몸은 두 번의 수술을 거치면서 한껏 굳어져 움직일 준비가 되지 않았을 테니 갑자기 많이 움직이기보단 단계별 운동이 필요하다고 판단했다. 대부분의 사람이 쉽다고 여기는 운동도 평소 잘 움직이지 않거나 수술 후인 경우에는 조심스럽게 시작해야 한다. 운동을 해서 더 아픈 경험이 있다면 다시 운동을 할 때 많은 반드시 전문가와 충분한 대화를 해야 한다.

D씨는 이제 일상을 잘 보내고 있다. 허리를 앞으로 숙이는 걸 두려워하지 않는다. 다만 여전히 허리를 빠르게 구부리거나 비트는 동작을 취할 시 삐끗할 수 있기에 천천히 움직이길 권했다. 사무실에서는 종아리

가 약간 붓는 느낌이 들면 바로 일어나서 벽을 잡고 스트레칭을 하기로 약속했다. 처음에 동료들이 쳐다보는 게 부담스러웠지만 이제 익숙해져 거리낌이 없다고 한다. 허리와 척추에 무리가 되지 않는, 바른 앉기 자세를 유지하며, 운동량을 조금씩 늘려 체력도 기르고 있었다. 활발하게 뛸 정도는 아니었지만 일상을 무리 없이 하게 되었다.

정리하자면, D씨는 자세 습관을 고치고, 운동을 규칙적으로 하는 습관을 들이고, 일상생활을 하다가 통증이 일어나도 대수롭지 않게 생각하는 유연성을 기르는 방향으로 재활했다. 아프면 바로 수술을 하게 된다는 걱정에서도 많이 벗어났다. 건강한 생활습관과 더불어 건강한 마음가짐을 갖게 된 것이다.

생활습관 처방 🗒️

101쪽 心 3가지 호흡법을 알아 두자
108쪽 心 이완반응을 수행하자
198쪽 體 안전하게 운동하는 법을 익히자

▶ 큰 수술을 겪은 이후라면 심리적으로도 신체적으로도 위축되기 쉽다. 이전보다 건강 관리를 잘하겠다는 의지는 넘칠 테지만, 너무 의식하다 보면 역효과가 날 수 있으니 주의하자. 건강 관리에 있어서는 무엇보다 편안하고 여유로운 마음가짐이 중요하다.

사례 7. 하루 20시간 누워 생활하는
노쇠한 대학생

대학교 3학년생인 20대 초반 여성 F씨는 176cm 정도로 큰 키에 마른 체형으로 몸에 힘이 없어 제대로 서 있기도 힘들어 보였다. F씨의 엄마는 젊은 애가 왜 이러는지 모르겠다는 핀잔과 함께 깊은 걱정을 했다. 처음에는 허리를 삐끗해서 쉬려고 했는데 2주 정도 누워 있다 보니 몸에 힘이 빠져 2개월을 더 누워 있는 상태라고 들었다. 학교는 휴학 중이었다.

무용성 위축이 의심됐다. 이는 지속적으로 근육을 사용하지 않아 근육이 약화된 상태로 심할 경우 신체 움직임이 부자연스러워진다. F씨는 평소 빈혈이 있어 갑자기 쓰러지기도 한다고 했다. 식습관을 살펴보니 아침은 샌드위치를 먹거나 대부분 거르고, 점심은 먹고 싶을 때만 먹었다. 점심을 늦게 먹으면 저녁은 거르는 경우도 많았다. F씨는 종일 누워서 생활하는 것도 문제였지만 부실한 영양 상태도 문제였다. 음식을 통해 에너지 공급이 제대로 되지 않는데 누워서만 생활하니 근육량이 감소해 움직이기도 힘든 노쇠 상태가 된 것이다. 보통 나이가 지긋해야 노쇠한다고 생각하지만 그렇지 않다. 젊은 나이에도 오랜 침상 생활을 하거나 영양이 부족한 경우, 활동량이 급격히 줄어들면 노쇠 상태가 될 수 있다.

2013년 국제 노쇠 합의 그룹에서는 신체적 노쇠(physical frailty)를 '다양한 원인에 의해 신체적, 생리적 기능이 저하되어 타인에게 의존하고 사망을 초래할 수 있는, 개인의 허약 상태를 증가시키는 의학적 증후군'이라 정의했다.[4] 정리하면 노쇠는 '신체적으로 일상생활을 하기 어려운 건강 상태로, 질환에 노출되기 쉬우며, 입원 또는 타인의 도움이 필요한 상태'라고 말할 수 있다.

F씨는 근육량도, 근력도 부족한 상태였다. 보행 속도는 현저히 느렸고 신체 활동량이 아주 적었다. 만사가 귀찮고 일상생활이 힘드니 안 움직이는 악순환이 반복됐다. 젊으면 무조건 활력 넘치고 건강하다는 편견이 있는데 꼭 그렇지 않다. 잘 안 먹고 신체활동을 안 하면 누구나 노쇠할 수 있다.

재활하는 동안 하루에 20분씩 저강도 운동을 지도했다. 몸이 받아들일 수 있는 수준으로 꾸준히 하는 것에 초점을 맞췄다. 보통 단계별 운동을 통해 강도를 서서히 높이지만 이런 경우 무리하면 역효과가 나기에 특히 주의해야 한다. 운동 중에 근육통이 심해지거나 운동에 대한 부정적인 인식이 생기면 다시 운동하기가 쉽지 않다. 따라서 시간이 많이 걸리더라도 천천히 올바른 운동 습관을 길러야 한다.

F씨의 재활에서 가장 신경 쓰도록 권한 건 적절한 영양 섭취다. 입이

짧은 사람이 식사를 잘 챙기기는 쉽지 않기에, 평소 좋아하는 음식 위주로 영양을 채우기를 권했다. 건강한 음식으로 관리할 상황이 아니었다.

8개월 동안 재활을 도왔다. 종합적으로 생활습관 개선을 지도한 결과 이제는 예전처럼 집에서 20시간 동안 누워있지 않는다고 한다. 원래 잠이 많은 편이라 10시간 정도는 자지만, 10시간 이상은 일상 활동을 하며, 복학해서 학교 생활을 한다는 소식도 전해 들었다. 체력은 아직 약한 편이어서 충분히 휴식을 취하며 가벼운 운동을 꾸준히 병행하는 중이다.

잘 먹고, 잘 자고, 잘 움직여야 노쇠에서 벗어날 수 있다. 나이와 관계없이 말이다.

생활습관 처방 🗒

122쪽 心 성장형 사고방식을 갖자
134쪽 食 가장 중요한 것은 다양하게 먹기
196쪽 體 일상 속 신체활동을 적극적으로 늘리자

▶ 부상이나 질병으로 인해 신체활동을 할 수 없는 기간이 생길 경우 심리적인 부분에 큰 영향을 미치지 않도록 신경 써야 한다. 움직이지 않고도 할 수 있는 즐거운 활동과 다양한 음식 섭취로 활력을 챙기자. 가벼운 운동을 할 수 있다면 근육이 굳지 않게 하는 노력도 필요하다.

· · ·

사례 8. 파킨슨병으로 낙상이 잦아진 50대 주부

50대 초반 주부 G씨는 앞으로 구부정한 자세로 총총히 걸었다. 대학병원에서 파킨슨병 진단을 받았다고 했다. 40대 중반쯤 처음 진단을 받고는 젊은 나이에 이 병이 생길 수 있는지 의문이 들어 여러 대학병원을 찾았지만 결국 확진을 받은 것이다. 파킨슨병은 흔히 60대 이후에 발병하지만 비교적 젊은 나이에도 생길 수 있다.

파킨슨병은 뇌의 흑질이라는 부분에 도파민계 신경이 소실되면서 생기는 퇴행성 질환으로 편안한 자세일 때 떨림(안정 시 진전), 느린 움직임, 근육 뻣뻣함(경직), 구부정한 자세가 특징이다. 흔히 60세 이상에서 발병하며 원인은 아직 명확하게 밝혀지지 않았지만 환경적 요인과 스트레스로 야기된다는 가설이 지배적이다.

G씨는 담당 의사에게 하루 3회 약을 먹도록 처방받았는데, 약을 너무 자주 먹으면 몸에 안 좋을 것 같다는 생각이 들어 스스로 양을 조절하고 있었다. 아침에 약을 먹고 증상이 다시 생길 때쯤 추가 복용하는 식으로

말이다. 아침 약의 효과가 떨어질 때쯤 걷는 자세는 위태위태해졌고, 걷다가 넘어지는 경우도 있었는데 결국 어느 날 바닥에 손을 짚다가 골절이 일어나 손목까지 불편해진 상태였다.

충분한 대화를 통해 파킨슨병의 원인이 어디서 생겼는지 파악하려고 노력했다. G씨는 투철한 사명감을 가지고 남들보다 더 일하는 분이었다. 회사에서는 야근이 예사였다. 장녀로서 부모님을 잘 모셔야 한다는 책임감이 강했고, 남편과 딸을 뒷바라지하면서 '슈퍼맘'으로 살아가고 있었다. 앞만 보고 달리다 보니 신체적, 정신적 피로와 스트레스가 누적됐을 것이다. 휴식은 사치라 여기며 하루하루 최선을 다해 지냈는데, 어느 순간 몸에 이상이 생긴 상황이었다. 무리한 업무량과 생활 속 스트레스 등이 서서히 건강을 나쁘게 한 셈이다.

휴직을 한 상태에서 1년 동안 재활을 하면서 손목과 손가락은 최대 각도로 회복했다. 일상생활을 하는 데 불편함은 없었지만 무거운 물건을 들거나 정교한 동작을 취하는 데는 한계가 있었다. 낙상 전의 완벽한 몸 상태로 되돌아가진 못했다. 구부정한 자세를 최대한 펴기 위해 상체 근육을 발달시키고 보행 기능을 회복하기 위한 운동을 꾸준히 했다. 보행 속도와 몸을 조절하는 능력이 이전보다 향상되었다. 파킨슨병은 퇴행성 질환으로 더 나빠지지 않도록 관리하는 것에 초점을 맞춰야 한다.

파킨슨병, 뇌졸중, 치매의 발병 연령이 점점 낮아지고 있다. 10~20

대도 뇌졸중을 진단받아 수술하고 재활하는 경우가 있다. 치매도 마찬가지다. 경도인지장애, 가성치매 등을 앓는 젊은 사람들이 종종 보인다. 젊기 때문에 비켜 가는 퇴행성 질환은 없다. 나이에 관계없이 스트레스 관리, 균형 잡힌 식습관, 꾸준한 운동 등으로 예방할 필요가 있다.

생활습관 처방 📑

86쪽 心 회복탄력성을 높이는 5가지 방법
117쪽 心 치매를 예방하는 두뇌 훈련
204쪽 體 손가락 굽힘 근육 스트레칭
218쪽 體 고관절 통증을 줄이는 스트레칭

▶ 명확한 치료법이 없는 만성 질환, 퇴행성 질환 진단을 받았다면 생활습관 개선이 무엇보다 중요하다. 변화하는 몸에 당황하지 않도록 마음의 회복탄력성을 높이며, 건강한 식습관과 가벼운 스트레칭을 통해 일상의 컨디션을 좋게 유지하자.

사례 9. 척추 측만증이 심한 40대 직장인

40대 중반의 여성 사무직 직장인 H씨는 병원에서 척추 측만증을 진단받았다. 측만증은 좌우로 척추가 휜 상태를 말하는데, 엑스레이 촬영으로 '콥스앵글(cobb's angle)'을 측정해서 측만증 각도를 잴 수 있다. 일반적으로 10도 미만은 정상, 10~20도 미만은 경증, 20~40도는 중등도, 40도 이상이면 중증으로 분류한다. H씨의 척추 측만 각도는 38도로, 폐나 내장기에 영향을 줄 수도 있고 특히 미용상 휜 정도가 확연하게 나타나는 수준이었다.

| 콥스앵글(cobb's angle)

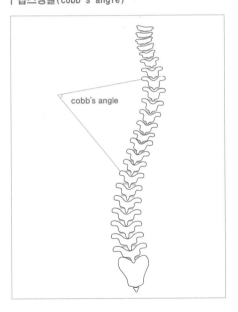

H씨는 목, 어깨, 허리가 늘 뻐근하고 업무상 무리를 하면 통증이 느껴진다고 했다. 척추가 휜

면 근육과 관절이 중력을 이겨 균형을 유지하기 위해 더 많은 일을 해야 하기에 더 쉽게 피로해진다. 38도의 측만증 각도를 줄이기 위해 3개월 동안 교정 운동을 했다. 처음에는 금세 좋아지나 싶더니 어느 순간 정체 구간이 생겼다. 운동을 시작할 때 바른 자세의 중요성을 충분히 알리고 자세 습관을 계속해서 확인했다. 회사에서나 집에서도 바른 자세를 유지하기 위해 노력한다는 말에 운동 방향이 잘못되었나 고민에 빠졌다.

어느 날, 길을 걷다가 카페 유리창 너머로 낯익은 얼굴을 발견했다. 지인과 앉아서 열심히 대화 중인 H씨였다. 반가운 마음도 잠시 너무나 익숙한 듯 다리를 꼬고 있는 자세에 놀랐다. 천천히 다가가 유리창을 똑똑 두드렸다. 환하게 인사를 하는 H씨를 보며 꼬고 있는 다리를 가리켰고, H씨는 자신의 다리를 보며 깜짝 놀랐다. 무의식중에 다리를 꼬는 게 습관으로 자리잡은 것 같았다.

만성 통증이 있거나 체형이 좋지 않은 사람은 일상생활 속 자세 습관이 안 좋을 확률이 높다. 값비싼 치료와 운동을 병행하더라도 안 좋은 자세 습관을 고치지 않으면 회복이 느리다. 밑 빠진 독에 물을 붓는 상황이 되기도 한다.

그날 이후로 H씨는 의식적으로 다리를 꼬지 않기 위해 노력했다. 처음에는 다리를 꼬지 않으면 불편한 느낌이 든다고 했다. 몸이 다리 꼰 상태를 정상적이라며 편안하게 느끼기 때문이다. 하지만 비대칭을 만드는 다리 꼬기는 측만증 교정에서 꼭 피해야 할 자세다. 바른 자세를 유지하고 지내면 나중에는 다리 꼬는 자세가 불편하게 느낄 것이다. 어색하더라도 의식적으로 자세를 신경 쓰며 운동을 병행하면 후천적으로 생긴 측만증 각도는 20도 초반까지 교정 가능하다.

만성적인 잘못된 자세 습관으로 인해 틀어진 체형의 경우 안 좋은 자세를 고치는 게 재활의 기초이다. 틀어진 몸은 근골격계 통증으로 이어질 수 있기 때문이다. 체형은 하루라도 젊을 때 교정하는 게 좋다. 시간이 흐를수록 몸이 뻣뻣해져 교정하기 더 어렵다는 것을 명심하자.

생활습관 처방 🖐

178쪽 體 체형 교정의 시작, 바른 호흡
181쪽 體 7가지 나쁜 자세를 피하자
187쪽 體 고개를 숙이는 대신 정면을 바라보자

▶ 나쁜 자세는 몸을 서서히, 그리고 심각하게 망가뜨릴 수 있다. 이미 잘못된 자세로 인해 틀어진 몸을 교정하는 것보다 건강할 때 유지하는 것이 훨씬 쉬우므로 자세 습관 개선은 기본 중의 기본으로 인식하자.

• • •

사례 10. 만성 통증과 우울증을 잊으려 매일 술을 마시는 50대 직장인

50대 초반 직장인 남성 I씨는 허리디스크와 척추관 협착증으로 오랫동안 고생하고 있다며 나를 찾아왔다. 아침에 허리를 앞으로 구부리고 나면 이후 2~3시간은 힘들다고 했다. 오른쪽 다리는 가만히 있어도 저리며 먹먹하고, 왼쪽은 뻐근함이 지속된다고 불편함을 호소했다. 하루에 앉아 있는 시간은 평균 8시간, 잠자는 시간은 불규칙했다. 퇴직을 앞두고 스트레스가 많아 우울증 치료약을 복용하는 중이었고, 허리 및 골반 통증을 잊기 위해 하루에 소주 1병을 마셔야 잠들 수 있는 상태였다. 여러 병원에서 허리 치료를 위해 노력했고, 운동도 꾸준히 했지만 효과는 일시적인 수준이었다.

이분의 몸은 아주 뻣뻣했다. 일반적으로 연령이 증가하면 조직 내 수분량이 줄어든다. 근육과 관절에 수분이 어느 정도 있어야 부드럽게 움직이고 여러 물질의 순환에 의해 치유 능력도 좋아진다. 뻣뻣한 몸은 몸에 충격을 받았을 때 특히 취약하다. 충격을 흡수하지 못하고 그대로 부하를 받기 때문이다. 그래서 근육을 풀어주고 이완하는 과정에 집중했고, 허리와 하체의 약해진 근육을 강화시키며 균형을 잡아나갔다. 회복은 더뎠지만 증상을 줄이는 것을 목표로 열심히 재활을 했다.

재활에 영향을 미치는 변수 중에서 스트레스 유무와 수면 시간은 매우 중요하다. 스트레스는 교감신경을 항진시켜 몸을 경직하게 만든다. 통증에 집중하며 계속 부정적인 생각을 하는 것도 회복에 방해가 된다. 우리는 다른 일에 열중하면 통증을 잊곤 한다. 뇌가 통증을 인지하지 못하도록 시선을 분산시키기 때문이다. 만성 통증을 개선하려 할 때 인지행동치료를 병행하는 이유이다.

I씨의 스트레스를 파악하기 위해 좀 더 심도 있는 대화를 나눴다. I씨는 어렸을 때부터 공부를 잘해 소위 명문대를 졸업하고 누구나 부러워하는 금융회사에 다니고 있었다. 젊었을 때부터 승승장구하며 지내다가 이제는 회사에서 나가야 하는 시기가 된 것이다. 장남으로서 조금 더 왕성하게 경제 활동을 하면서 고향에 계신 부모님도 봉양하고 동생들도 챙기고 싶은데 마음처럼 되지 않는다며 자책을 했다. 사람은 피할 수 없는 고통과 피할 수 있는 고통을 분별해 마음을 다스리는 일이 필요하다. 피할 수 없는 고통을 이겨내려고 하면 마음이 더 다치기 마련이다.

잠을 잘 자기 위해 마신다는 술이 특히 문제였다. 술은 디스크로 가는 영양 공급을 방해하며, 알코올을 분해할 때 생기는 아세트알데히드 성분은 근육통을 유발한다. 또한 알코올은 근육과 인대를 약하게 한다. 근육과 인대가 약해지면 척추 주위 구조물의 안정성이 떨어지면서 여러가지 문제가 생긴다. 또한 술자리에서는 다리를 꼬거나 팔짱을 끼거나 한쪽으로 기대어 앉는 등 무의식적으로 편한 자세를 취할 확률이 높다. 음주는 순간의 통증을 줄일 수 있지만 만성 통증을 해결하는 데는 큰 방해 요소이다.

이후 I씨는 퇴사를 하고 심신의 안정을 위해 절에 들어갔다는 소식을 전해왔다. 절에 간 지 한 달 후 만났는데 밝은 표정으로 "스님이 된 건 아닙니다."라는 농담과 함께 잘 지내고 있다고 했다. 맑은 공기를 마시고 따뜻한 햇빛을 쐬며 여유를 즐기는 것 같았다.

몸의 문제는 마음의 문제로 이어지고, 마음의 문제는 몸의 문제로 이어진다. 심신이 편안해진 I씨를 보며, 치료의 영역은 반경이 넓다는 생각을 다시금 아로새겼다.

80쪽 心 외부 스트레스와 내부 스트레스를 분리하자
163쪽 食 음주량을 서서히 줄이자
202쪽 體 type2 근육을 강화하자

▶ 순간을 통증을 잊기 위한 나쁜 습관들이 모이면 몸은 급격히 망가질 수 있다. 습관적이고 과도한 기호 식품 섭취에 길들여져 있다면 서서히 현실적으로 줄이고자 노력하자. 갑작스러운 변화에 스트레스가 쌓이면 오히려 반감이 생길 수 있으니 중장기적으로 개선해 나가자.

2장에서는 다양한 학문과 실험 결과 등을 통해 생활습관의 중요성을 강조할 것이다. 기대수명이 높아진 만큼 현대 사회에서 4050 연령대는 소위 '한창때'라고 여겨진다. 아직 젊고 건강하다고 자부하는 이들도 많을 것이다. 생활습관을 잘 관리하면서 자부심을 느끼는 것은 괜찮지만, 아직 딱히 불편한 곳이 없다는 이유로 건강을 과신하는 것은 문제가 된다. 노화를 체감하는 시기가 늦어졌다고 하더라도, 나이에 관계없이 우리 몸은 노쇠할 수 있다. 4050 시기에 어떻게 관리하느냐에 따라 남은 인생의 질이 달라진다는 말은 더 이상 과장이 아니다.

생활습관이 엉망이면
노화하지 않아도 노쇠할 수 있다

노화 vs 노쇠. 엄연히 다르다

노화는 익숙하지만 노쇠라는 단어는 낯설 것이다. 명칭이 비슷해 같은 말이라고 생각할 수도 있지만 둘은 엄연히 다른 개념이다. 표준국어대사전에 노화(aging)는 '질병이나 사고에 의한 것이 아니라 시간이 흐름에 따라 생체 구조와 기능이 쇠퇴하는 현상'이라고 기재되어 있다. 서울아산병원 질환백과에는 '나이가 들어가면서 신체의 구조와 기능이 점진적으로 퇴화함'이라고 적혀 있다. 즉, 노화는 나이와 연관이 크다. 개인차가 있지만 노화는 인간의 성장과 발달 과정이 끝나는 시점인 20대 초반부터 신체 기능이 최적화되는 30세 사이에서 시작된다.

반면 노쇠(frailty)는 '신체의 내·외부에서 발생하는 스트레스에 대항하는 생리적 여력(예비능)이 줄어들었음'을 뜻한다. 노쇠는 나이와 무관하게 발생하고, 질병이나 사고로 의해 발생하기도 한다. 10대인 어린 학생도 아파서 오랫동안 누워있으면 노쇠 상태가 될 수 있다. 노화와 마찬가지로 노쇠도 개인차가 있다. 평소 건강한 생활습관을 갖고 지낸다면 신체가 스트레스를 받아도 항상성을 유지하고 노쇠 상태에 빠지지 않을 확률이 높다.

	노화(aging)	노쇠(frailty)
정의	나이가 들어가면서 신체의 구조와 기능이 점진적으로 퇴화되는 것을 의미	신체의 내·외부에서 발생하는 스트레스에 대항하는 생리적 여력(예비능)이 줄어들었음을 의미
시기	성장 및 발달 과정이 끝나는 시점부터 일어남 (나이와 연관)	성장 및 발달 과정과 관계없이 일어날 수 있음 (나이와 무관)
원인	세포 분화와 증식이 줄어들고 분자 구조와 반응 경로가 바뀌어 불가피한 변화 발생. 유전, 환경, 생활습관, 영양 섭취 등이 노화에 영향	생활습관 불균형, 관리되지 않는 질병 및 약제 복용, 새로운 질병의 발생, 영양 불량, 신체활동 저하 등이 노쇠에 영향
특징	각 신체 기관의 항상성 유지 능력이 감소하지만, 기능은 계속 유지됨	신체의 생리적 항상성이 급격히 저하. 신체 내·외의 작은 스트레스에 취약해져 쉽게 질병이 생기고 일상생활에 지장을 줄 정도의 심각한 기능 저하를 초래(비정상적인 노화 과정)

노화는 유전적인 요인에 영향을 받으며 환경, 생활습관, 영양 섭취 등에 의해서도 조절된다. 노쇠 역시 생활습관과 영양 불균형에 영향을 받지만 노화와 다르게 새로운 질병에 의해 유발되기도 한다. 노화로 인해 고혈압, 당뇨병이 생긴다면 이때 혈관과 췌장은 이전보다 기능이 떨어지지만 기능은 계속 유지된다. 노쇠는 질병에 의해 항상성이 깨지면서 급격히 발생하기도 한다.

요즘은 기대수명의 증가에 따라 건강의 중요성을 알고 좋은 생활습관을 유지하며 활발하게 지내는 중장년층, 노년층 분들이 많다. 나와 함께 재활을 했던 건강한 80대 분들의 일상을 소개한다.

80대 초반의 남성 A씨는 평소 보청기를 끼며 대화에 어려움이 약간 있지만, 혼자서 일상생활을 잘한다. 건강식을 챙겨 먹으며 눈이나 비가 오지 않는 날에는 매일 1시간 30분씩 산책을 한다. 최근 감기가 걸려서 폐렴을 앓았지만 병원 치료 후 금방 회복했다. 건강한 생활습관으로 인해 생리적 여력이 좋아서 가벼운 질병에 회복이 빠른 것이 특징이다.

다른 80대 초반의 남성 B씨는 평소 휠체어를 타고 요양보호사의 도움을 받으며 재활 센터에 방문한다. 70대 후반까지 회사에서 왕성하게 일했을 정도로 체력이 좋았지만 건강 악화로 은퇴를 했다. B씨는 주 3일, 2년간 신장 투석을 받았으며 도중에 대장암 수술을 하기도 했다. 나는 대장암 수술을 마친 후의 재활을 도왔다. 대화를 원활히 하고, 10대 때 일을 기억할 정도로 인지력도 좋은 분이었다. 만날 때마다 자신이 살아온 이야기를 해 주곤 했다. 질병으로 인해 생리적 여력이 낮은 편이셔서 회복이 더뎠지만 심리적 안정이 잘 되어 있고, 보행 능력을 향상시키기 위한 허벅지, 엉덩이 근육 운동을 게을리하지 않아 서서 보조하면 걸을 수 있을 정도로 건강을 회복했다.

80대 중반의 남성 C씨는 혼자서 자유롭게 외출한다. 지팡이 등의 보조 기구를 이용하지 않고도 대중교통을 이용해 지인을 만나러 간다. 대화를 하면 목소리가 쩌렁쩌렁하다. 처음엔 귀가 잘 안 들려서 목소리가 큰지 알았는데 자신감이 넘쳐서 그런 것이었다. 지긋한 연세에도 호기심을 잃지 않고 다방면으로 공부를 하며 봉사도 즐긴다. 젊었을 때부터 좋은 생활습관으로 생리적 여력이 높아 지금껏 건강한 생활을 누리는 사례로, 잘 움직이고 독립적인 생활을 하는 모습을 보며 건강한 노화의 표본이란 생각을 했다.

한국인의 기대수명은 2022년 통계청 자료 기준으로 82.7년이다. 기대수명이 양적인 개념이라면 건강수명은 질적인 개념이라 볼 수 있다. 건강수명은 '기대수명에서 질병 또는 장애를 가진 기간을 제외한 수명으로 신체적으로나 정신적으로 특별한 이상 없이 생활하는 기간'을 의미한다. 2022년 기준 건강수명은 65.8세이다.

건강수명은 남녀 모두 2000년 이후 꾸준히 증가하고 있다. 2022년 기준 기대수명 82.7년에서 건강수명 65.8년을 빼면 평균 16.9년은 건강하지 않은 상태로 지낸다는 의미다. 기대수명이 점점 늘어나더라도 건강수명이 짧다면 삶의 질은 떨어질 것이다. 아프지 않고 건강하게 오래 사는 게 중요하기 때문이다. 위 내용은 통계적인 수치로 물론 개인마다의 건강 상태는 모두 다르다. 50대에 이미 크게 노쇠한 상태로 독립적인 생활이 힘든 경우도 있다.

▎**2022년 한국인 기대수명 및 건강수명 추이(통계청)** [6]

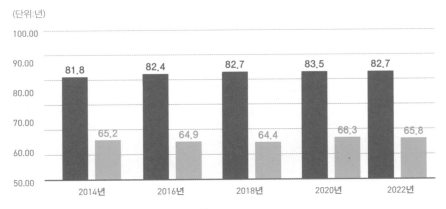

(단위:년)

- 기대수명 ● 유병기간 제외 기대수명(건강수명)

정리하자면 노화는 나이가 들면서 어쩔 수 없이 일어난다. 개인차가 있을 뿐 신체 기능은 서서히 떨어지기 때문이다. 하지만 노쇠는 다르다. 노쇠는 갑작스러운 사고를 당하는 상황이 아니고서는 충분히 예방 관리가 가능하다. 평소 적절한 식생활, 신체 활동, 질 좋은 수면, 스트레스 관리, 유해 물질 비사용, 원만한 사회 활동 등 좋은 생활습관을 기른다면 노쇠를 막을 수 있다. 노쇠는 건강에 대한 관심도에 따라서도 영향을 받는다. 건강을 과신해서 몸의 이상 신호를 발견해도 넘어가는 성향의 경우 주의해야 한다. "몸이 이제 정말 이상하네."라고 느꼈을 때 병원을 찾으면 이미 늦었을 수 있다. 평소 좋은 생활습관을 위해 노력하는 것과 더불어 정기적으로 건강검진을 받는 등 몸의 변화를 세심하게 살피자. 노화는 막을 수 없지만 노쇠는 막을 수 있다.

노쇠 자가 진단하기

노쇠를 진단하는 방법은 여러 가지가 있다. 주로 연구에서는 '프라이드 (fried)' 기준을 통해 노쇠를 파악한다.[7] 아래 5개 항목 중 3개 이상에 해당되면 노쇠라고 진단한다. 1∼2개인 경우는 전 노쇠(prefrail), 하나도 이상이 없으면 건강(robust)하다고 표현한다. 이는 연구에 주로 사용되는 방법이니 가볍게 이해만 하자.

프라이드 노쇠 진단 기준
❶ 체중 감소 또는 근감소증: 지난 1년간 4.5kg(10파운드) 이상의 비의도적인 체중 감소 또는 1년간 5% 이상의 비의도적인 체중 감소

❷ 근력 감소: 성별과 5등분 체질량지수(BMI)를 보정한 악력이 하위 20%에 해당

❸ 지구력과 에너지 부족: 자가 보고한 탈진으로 평가

❹ 보행 속도 감소: 4.57m(15피트) 거리의 보행 속도를 측정하며 성별과 신장 보정했을 때 인구 집단 하위 20%에 해당

❺ 신체 활동량 감소: 일주일간의 활동 열량을 기초로 평가하며 하위 20%에 해당

우리나라 사람을 위해 변형된 간단한 노쇠 자가 진단 방법이 있다. 한국노인노쇠코호트사업단(한국인의 노쇠, 근감소증 등을 연구하는 기관)에서 제시하는 신체 노쇠 자가 점검표를 통해 노쇠를 진단해 보자. 항목은 탈진, 근력 감소, 보행 속도 저하, 신체 활동량 감소, 체중 감소로 구성되어 있다. 자가 점검표로 항목별 점수를 합산해서 3점 이상이면 노쇠를 의심한다.

병원 등 보건 의료 전문가들은 임상 노쇠 척도(clinical frailty scale)를 사용해 신체활동과 일상생활 수행력을 평가한다. 측정한 점수는 9개의 단계(매우 건강, 건강, 건강관리 양호, 아주 경미한 노쇠, 경미한 노쇠, 중등도 노쇠, 중증 노쇠, 초고도 노쇠, 말기 환자)로 분류한다. 5점을 경미한 노쇠로 보며 이는 혼자서 일상생활(쇼핑, 산책, 식사 준비, 집안일)이 힘들어지는 단계다. 요양보호사 또는 가족의 도움이 필요하다. 우리나라 노인장기요양보험 4등급 정도를 판정받을 수 있다.

임상 노쇠 척도를 살펴보면 일상생활을 독립적으로 할 수 있느냐 타인의 도움을 받아야 하느냐로 항목이 나뉜다. 60대 분들과 대화할 때 대개 우려하는 점이 본인의 배우자, 자녀에게 짐이 되고 싶지 않다는 것이다. 혼자만 불편하면 괜찮지만 가족의 도움을 받아 일상생활을 하는 건 너무나 미안한 일이라고 했다.

| 신체 노쇠 자가 점검표(한국노인노쇠코호트사업단) [8]

항목		0점	1점
탈진	지난 일주일간 모든 일을 힘들게 느낀 날은 얼마나 되는가?	극히 드물다 (1일 미만)	종종 있다 (3~4일)
		가끔 있다	대부분 그렇다 (5일 이상)
근력 감소	혼자서 쉬지 않고 10계단을 오를 때 힘든가?	아니다	그렇다
보행 속도 저하	운동장 한 바퀴(약 400m) 걷기를 할 수 있는가?	전혀 어렵지 않다	전혀 할 수 없다
			매우 어렵다
			약간 어렵다
신체 활동량 감소	지난 일주일간 중간 강도* 이상의 신체 활동을 1회 이상 했는가?	1회 이상	안 함
체중 감소	작년보다 1년간 4.5kg 이상 체중이 준 적이 있는가?	없다	있다
합계			

* 중간 강도 신체 활동 : 빨리 걷기, 가벼운 물건 나르기, 청소, 육아 등을 의미(단순 걷기는 포함 안 됨).

- **3점 미만 : 정상**
- **3점 이상 : 노쇠 의심**

　건강한 상태로 스스로 일상생활을 할 수 있는 상태로 나이 드는 것이 우리의 목표다. 그래야 100세 시대가 축복이라 불릴 수 있다. 비교적 이른 나이에 노쇠 상태로 누군가의 도움을 받아야 한다면 신체적, 정신적으로 힘들 것이다. 40~50대는 비교적 젊은 나이대지만 노쇠 상태를 확인하면서 예방해야 하는 시기이다. 건강을 과신하지 않고 스스로 몸을 돌보며 노년을 맞이할 준비를 해야 한다. 평소 체력이 약한 40~50대라면 더욱 신경 써서 생활습관을 교정해 노쇠를 예방할 필요가 있다. 만성 질환이 하나둘 생긴 상황이라도 이미 늦었다고 건강을 소홀히 대하지 말고 자신의 몸 상태에 맞게 생활습관을 적절하게 고친다면 분명 건강을 되찾을 수 있다.

개인마다 다른 건강수명,
결국 중요한 건 생활습관

개인마다 건강 상태가 다른 만큼 건강수명도 각자 다르다. 20대인데도 생기가 없고 느릿느릿 다니는 사람이 있는가 하면 80대에도 왕성하게 활동하며 에너지 넘치는 사람이 있다. 누군가는 80대에도 마라톤을 완주한다. 80대가 하루아침에 42.195km를 완주할 수 있을까? 젊었을 때부터 건강 관리를 위해 꾸준히 달리기를 했기에 가능한 일일 것이다. 참고로 우리나라에는 95세에 42.195km 마라톤 대회에 출전해 완주한 이력을 가진 분이 있다.

병원에 가면 그 차이를 더 실감한다. 입원실 침대에 표기된 나이를 살펴보면 안타까운 생각이 든다. 현대 의학과 과학이 많은 발전을 했음에도 불구하고 아픈 사람이 정말 많다. 건강을 나이와 동일하게 생각하는 프레임의 전환이 필요하다. 기대수명과 건강수명 간 차이가 벌어질수록 삶의 질은 떨어진다. 현실적으로 말하면 의료 비용이 많이 들고, 남에게 아쉬운 소리를 해야 하는 순간의 기준이 '나이'인 때가 지났다.

결국은 나이보다 생활습관이 중요하다. 생활습관은 영어로 라이프스타일(lifestyle)이다. 신체와 관련된 습관뿐만 아니라 삶의 방식 전체를 가리킨다. 생활습관은 먹는 것, 움직이는 것뿐만 아니라 생각하는 것, 주위 사람, 환경 등 여러 요인과 상호작용 한다.

의학의 아버지라 불리는 히포크라테스(hippocrates)는 건강과 관련한 명언을 많이 남겼다. 그는 특히 생활습관의 중요성을 강조한다. 또한 음식, 운동, 마음 세 가지를 모두 언급하고 있음을 알 수 있다.

"병은 이유 없이 갑자기 생기지 않는다. 잘못된 음식습관, 분노와 같은 스트레스, 과로 등이 원인이다."

"오늘 지금 먹는 음식이 곧 나의 몸이 된다."

"음식은 곧 약이고, 약은 곧 음식이다. 음식으로 고치지 못하는 병은, 약으로도 고치지 못한다."

"음식은 약이 되기도 하지만 많이 먹으면 독이 되기도 한다."

"적지도 많지도 않은 적당한 양의 음식과 운동은 건강을 위한 가장 훌륭한 처방이다."

"최고의 치료법은 걷기 운동이고, 최고의 약은 즐거운 웃음이다."

"지나친 운동 등, 지나친 모든 것은 자연을 거스르는 행위이다."

"웃음이야말로 몸과 마음을 치료하는 명약이다."

"우리 몸 안에 있는 자연치유의 힘이야말로, 모든 병을 고치는 진정한 치료제이다."

이렇듯 생활습관의 중요성은 오래 전부터 생활습관의학(lifestyle medicine, LM) 전문가들에 의해 꾸준히 강조되어 왔다. 잘못된 생활습관은 생활습관병(만성 질환)이 되기 때문이다.

전 세계 10대 사망 원인(세계보건기구) [9]

1위 허혈성 심장 질환

2위 뇌졸중

3위 만성 폐쇄성 폐 질환

4위 하기도 감염

5위 신생아 질환

6위 기관지암, 폐암

7위 알츠하이머 및 기타 치매

8위 설사 질환

9위 당뇨병

10위 신장 질환

2019년 세계보건기구(WHO)가 발표한 전 세계 10대 사망 원인 중 7가지는 만성 질환(비전염성 질환)이다. 1위인 허혈성 심장 질환부터 뇌졸중, 만성 폐쇄성 폐 질환, 기관지암, 폐암, 알츠하이머 및 기타 치매, 당뇨병, 신장 질환은 만성 질환이다. 전 세계 인구의 약 74%는 생활습관병인 만성 질환으로 사망하는 셈이다.

부적절한 생활습관은 나이와 관계없이 질병의 원인이 된다. 20~30대에도 다양한 만성 질환을 겪고, 심지어 10대에도 뇌·심혈관 질환인 뇌졸중으로 쓰러지고 후유증으로 마비 및 보행 이상을 겪기도 한다. 30~40대에 만성 질환과 근골격계 질환을 겪고 일찍 건강의 중요성을 알아 관리를 잘하면 오히려 70~80대에 건강할 수도 있다.

한 예로 80대 여성 D씨는 30대에 담낭 절제술로 대사 기능이 떨어졌다. 자신이 오래 살지 못할 것 같다는 생각에 자녀들을 독립적으로 키우기 위해 노력했으며, 그때부터 건강 관리를 꾸준히 했다고 한다. 지금은 어떨까? 항상 온화한 표정으로 다양한 음식을 먹고, 운동도 꾸준히 한다. 지인도 정기적으로 만나 즐겁게 지낸다. 특히 다리가 일자로 찢어질 정도의 유연성을 자랑한다. 몸이 약해 꾸준히 관리하는 습관이 건강수명을 늘리고 오히려 자녀들을 살뜰히 챙기게 된 것이다. 항상 즐겁게 살며, 주변 사람들에게 베풀려고 노력하는 모습이 귀감이 된다.

40~50대에 재활을 하기 위해 만나는 분들에게 항상 이야기한다. 지금 아프고 불편하다고 해서 낙담하지 말고 몸을 살피라는 신호를 깨달아 다행이라고 말이다. 이전에는 나쁜 생활습관으로 몸을 잘 돌보지 못했지만 지금부터 좋은 습관을 생활화하고 건강을 관리하면 노후는 편안해질 것이라고 강조한다. 몸에 미묘한 신호가 왔을 때 생활습관의 방향을 올바르게 잡고 평생 지켜 나가려는 노력을 보이면 몸도 분명 알아차릴 것이다.

후성유전학이 일깨워주는
생활습관의 중요성

유전자(gene)는 선대에서 후대로 유전 정보를 전달하는 역할을 한다. '나는 부모님께 어떤 유전자를 물려받았고, 내게 얼마만큼의 영향을 미쳤을까?', '유전자는 바뀌지 않는 것일까?' 하는 의문이 생길 수 있다. 이에 대한 답은 부모님께 물려받은 특정 질환 유전자는 자신에게 10~30% 정도 영향을 미칠 수 있으며, 유전자 변화는 없지만 형질(생물이 갖는 겉모습과 속성)은 영향을 받을 수 있다는 것이다.

유전자가 절대적 영향을 준다는 사실은 이제 정설이 아니다. 유전에 의해 심혈관 질환, 당뇨병, 암 등의 만성 질환을 물려받는다고 생각하지만 결코 절대적이지 않다. 2016년 『뉴잉글랜드 저널 오브 메디슨(the new england journal of medicine, NEJM)』은 '건강한 생활습관 실천과 관상동맥 질환의 유전적 위험 관계' 연구에서 관상동맥 질환이 유전적으로 걸릴 위험률이 높은 사람도 좋은 생활습관을 실천하면 발병 확률을 50%까지 낮출 수 있다는 결과를 발표했다.[10]

유전자가 100% 일치하는 일란성 쌍둥이에게 같은 질환이 나타나는 경우는 50%가 채 되지 않고, 나이가 들수록 외모도 달라진다고 한다. 성인이 될수록 취미나 가치관, 체형이 달라지는 경우를 흔히 볼 수 있다. 이는 살면서 환경과 행동에 따라 얼마든지 유전자의 발현이 달라질 수 있다는 것을 의미한다.

이러한 사례는 후성유전학(epigenetics)의 기반이 된다. 후성유전학이란, DNA 서열과 관계없는 기전에 의해 형질 유전과, 이를 조절하는 후성유전체 기전을 연구하는 학문이다. 생활습관으로 유전자의 발현이 달라질 수 있음을 강조한다. 과거에는 유전자 염기 서열의 변화로 유전자 기능이 발현된다는 주장이 지배적이었지만, 시간이 흘러 유전자 염기 서열이 절대적인 것이 아닌, 다양한 원인에 의해 유전자 발현이 조절될 수 있다는 보고와 함께 후성유전학의 연구가 본격적으로 시작됐다.

1990년 『영국의학저널(british medical journal, BMJ)』에 발표된 '성인병의 태아 및 유아 기원' 연구에 따르면 영국 프레스턴의 한 병원에서 태어난 이력이 있는 50대 성인 남녀 449명을 조사한 결과, 태반 체중 및 출생 시 체중이 성인이 되고 나서의 고혈압과 밀접한 관련이 있는 것을 발견했다. 출생 시 체중이 높고, 태반 체중이 평균보다 낮았던 경우 50대에 고혈압 발현 확률이 높았던 것이다. 이는 산모의 영양 상태와 스트레스가 영향을 준 것으로 볼 수 있다. 임신과 동시에 염기 서열은 결정되지만 임산부의 영양, 스트레스 상태가 성인병에도 영향을 미친다는 것을 알

수 있다. [11] 2014년 과학 전문 저널 『사이언스(science)』에 실린 연구에서는 부모의 유전 정보뿐만 아니라 임신 전 생활습관(식습관, 비만, 음주, 흡연 등)과 성향이 아이의 평생 건강에 영향을 줄 수 있다고 보고했다.[12] 이런 유의 연구는 점점 늘어나는 추세이다.

후성유전학에서는 유전자 발현을 조절하는 여러 방식이 있다. 히스톤 단백질의 화학 변형과 결합으로 일어나는 히스톤 아세틸화, DNA가 메틸화되는 과정 등을 예로 들 수 있다. DNA 메틸화는 'DNA를 이루는 염기 서열 구조 중 일부에 메틸기(methyl group)를 붙여 구조적 표식을 만드는 것'을 말한다. DNA가 전등을 켜고 끄는 스위치처럼 메틸화되면 유전자 발현이 억제되고, 아세틸화되면 유전자 발현이 촉진된다. 히스톤 단백질, 아세틸화, 메틸화는 후성유전체(후천적으로 형질을 변화시키는 인자)로 여러 기전에 의해 건강에 영향을 미친다.

2013년 미국 UCLA의 스티브 호바스(steve horvarth) 교수는 DNA 세포 나이를 알 수 있는 지표를 관찰했다.[13] 여러 연령대의 사람을 대상으로 표본 1만 3천 개 이상의 DNA를 분석한 연구에서 유전자 발현을 억제하는 메틸화 정보를 통해 노화 나이를 알 수 있다는 것을 밝혔다. 이를 '호바스 시계(horvarth's clock)'라 부르는데, 일반적인 '노화 시계'를 예측할 수 있는 방법 중 하나이다. 노화 시계는 빨리 흐를 수도, 천천히 흐를 수도 있다. 나쁜 환경과 안 좋은 생활습관은 숫자 나이보다 생물학적 나이가 더 빠르게 흐르는 가속노화를 일으킨다. 반대의 경우 감속노화를 일으킨다. 우리는 모두 감속노화를 원할 것이다.

건강은 태어날 때부터 정해진 운명처럼 유전자에 새겨진 게 아니다. 우리가 상식적으로 알고 있는 생활습관으로 충분히 조절할 수 있다. 다시 말하지만 타고난 유전적 요소의 영향은 10~30% 정도다. 나머지 70~90%는 어떻게 생활습관을 관리하느냐에 따라 바뀔 수 있다. 이는 자신의 노력으로 가능하다. 우리는 직접 노화 시계를 운전할 수 있다.

정신신경면역학으로 밝혀진
몸과 마음의 관계

한때 막연하게 몸과 마음은 서로 연결되어 있어 마음가짐이 신체에 영향을 미친다고 생각했다. 분명 근거가 있을 것 같아 여러 문헌을 찾다가 정신신경면역학(psychoneuroimmunology)이라는 학문을 통해 막연하게 짐작했던 의문에 대한 답을 어느 정도 찾았다. 정신신경면역학은 '중추신경계, 자율신경계, 내분비계, 면역계 등과 스트레스의 관계를 깊이 있게 연구하는 학문'이다. 1975년 로체스터의대 정신과 심리학자인 로버트 애더(robert ader)교수와 니콜라스 코헨(nicolas cohen) 교수 연구팀은 고전적 조건 형성 방식을 이용해 쥐의 면역계를 학습시켰다.[14] 연구 결과 신경계와 면역계가 연결되었음을 확인하였고, 정신, 신경, 면역 간의 관계를 탐구하는 정신신경면역학이라는 학문이 발달하기 시작했다.

인체는 신경계, 내분비계, 면역계를 통해 서로 정보를 전달한다. 신경계는 뇌와 척수를 포함하는 중추신경계(central nervous system, CNS)와 자율신경계와 체성신경계를 포함하는 말초신경계(peripheral nervous system, PNS)로 구성되어 있다. 자율신경계는 교감신경과 부교감신경으

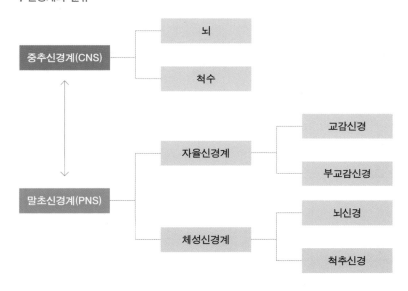

로, 체성신경계는 뇌신경과 척추신경으로 나뉜다.

중추신경계와 말초신경계는 서로 자극과 정보를 교환한다. 예를 들어 인체는 감각수용기를 통해 외부 자극을 받아들인다. 이 자극은 척수를 거쳐 뇌로 전달된다. 뇌와 척수는 중추신경계 영역이다. 중추신경계에 받은 정보는 다시 말초신경으로 정보를 보낸다. 예를 들어 우리가 책상 모서리에 몸을 부딪히면 통증을 느끼는 감각수용기에 따라 척추와 뇌로 전달된다. 뇌는 이 자극이 유해한지 아니면 대수롭지 않은지 판단해서 몸의 반응으로 나타낸다. 어떤 사람은 책상 모서리에 부딪혀도 잠시 아파하고 말지만, 어떤 사람은 몇 분~몇 시간 동안 고생하기도 한다.

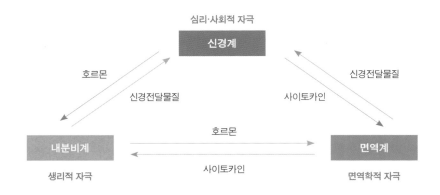

위의 그림처럼 신경계는 내분비계, 면역계와 연결되어 상호작용을 한다. 예를 들어 진통 효과가 있는 신경전달물질인 베타 엔돌핀(beta-endorphin)은 내분비계에서는 호르몬으로, 면역계에서는 사이토카인(면역세포가 분비하는 단백질)으로 작용한다. 잠을 유도하는 내분비계 호르몬인 멜라토닌(melatonin) 또한 신경계, 면역계에는 신경전달물질, 사이토카인으로 작용한다.[16]

이렇듯 신경계-내분비계-면역계 통로가 연결되어 있다는 점은 중요하다. 어떤 충격적인 일로 심리 상태가 안 좋아지면 면역력이 떨어지기도 하고, 면역력이 떨어지면 신체 기능이 저하돼 의지가 약해지기도 한다. 이러한 마음 문제는 움직임을 멀리하는 행동 변화로 이어질 확률이 높다. 다른 예시를 들자면 고강도로 운동을 하면 일반적으로 면역력이 떨어지고, 감기에 걸리면 심리적으로 약해져 가만히 있게 되는 식이다.

　유해한 물질과 나쁜 생활습관은 신체뿐만 아니라 신경, 면역 기능에도 영향을 미친다. 스트레스, 불안, 우울, 만성 통증 등이 면역계와 관계가 있다는 연구는 현재 폭넓게 보고되고 있다. 과거에는 각 진료과에서 한 환자를 진단하고 처방했지만, 요즘은 여러 진료과에서 협진을 하는 경우가 흔하다. 몸 따로 마음 따로 치료하는 시대에서 몸과 마음을 통합적으로 관리하는 시대로 변하고 있다.

• • •

식습관은 건강에 얼마나 영향을 미칠까?

유튜브나 TV를 보다 보면 맛있는 음식을 먹거나 요리하는 모습이 많이 나온다. 유명 연예인이나 인플루언서가 다녀간 맛집은 다음 날부터 대기 행렬이 이어진다. 음식은 인간사에서 떼려야 뗄 수가 없다. 어떤 음식을 먹느냐에 따라 기분과 건강에 지대한 영향을 미치기 때문이다.

먹거리가 풍족한 시대가 된 현재 식습관이 건강에 미치는 영향은 더욱 커졌다. 이제는 음식을 영양 과학적인 관점에서 다뤄야 한다. 영양 과학은 '인간과 동물의 건강, 수행력 및 질병 처치에 관해 연구하는 학문'이며, '음식 선택에 관한 인간의 행동을 연구하는 학문'이다. 단순히 영양 성분만 고려하는 게 아니라 음식 선택과 인간 행동에 종합적인 접근이 필요하다는 관점을 품고 있다.

우리가 흔히 '다이어트(diet)'라 칭하는 말은 그리스어 'diaita'에서 유래했다. 이는 생활 방식이라는 뜻이다. 즉, 체중 감량 및 식습관 관리를 할 때 단순히 적게 먹는 것만이 아닌 전반적인 생활 방식 측면에서의 접근해야 한다는 의미가 내포되어 있다. 기분 전환을 위해 특정 음식을 먹는 것, 체중을 늘릴 필요가 있다면 더 먹는 것, 맛이 아닌 눈으로 보는 시각적 효과, 친목이나 사회적 연결을 위한 식사 자리 등도 포함되는 것이다.

여러 상황과 상태의 식습관이 건강에 영향을 미친다는 것을 뒷받침하는 예시를 살펴보자.

첫째, 음식은 만성 질환에 영향을 미친다. 자연식물식은 심장 질환, 당뇨병, 고혈압, 이상지질혈증, 암 등 여러 만성 질환을 예방하거나 치유에 도움이 된다는 사실이 과학적으로 밝혀졌다.

둘째, 식사 시기와 음식 종류는 수면에 영향을 미친다. 저녁에 많은 양의 음식을 먹거나 소화가 안 되는 고단백, 고지방 음식을 위주로 먹으면 수면 개시를 늦춘다. 양질의 수면이 부족하면 장기적으로 만성 질환에 노출될 수 있다. 반대로 수면에 좋은 음식도 있다. 견과류, 씨앗류, 바나나 등에는 트립토판 단백질 함유량이 많은데 이는 수면 증진에 도움이 된다. 수면 전 식품을 섭취한다면 채소, 과일, 통곡물 등을 택해야 수면에 방해가 덜 된다.

셋째, 식습관은 기분, 인지 기능에 영향을 미친다. 신체적인 건강 효과뿐만 아니라 기억력 향상, 행복감을 느끼는 것과도 관계가 있다. 약 6,000명의 지역사회 노인 여성을 대상으로 지방 섭취 유형이 인지 기능에 어떤 영향을 미치는지 4년간 추적한 연구가 있다.[17] 연구 결과 포화지방 섭취량이 가장 적은 여성 그룹이 상대적으로 6년 더 젊은 뇌 기능을 가졌다고 보고됐다. 채식 기반으로 식사했을 때 인지 장애가 역전되어 좋아졌다는 연구[18], 과일과 채소 섭취가 증가할수록 행복감, 호기심, 창의성이 증가한다는 연구도 있다.[19] 이는 과일, 채소에 있는 비타민 C 가 도파민 신경전달물질의 합성 인자로 작용하는 기전으로 설명이 가능하다.

넷째, 가족 및 지인과 함께 하는 식사는 유대감을 증가시킨다. "밥이나 한 끼 하자."라는 말 안에는 단순히 배부르게 먹자는 의미만 있는 게 아니다. 함께 시간을 보내며 친근한 관계가 되고 싶다는 의미도 포함한다. 1~2시간 여유 있게 맛있는 음식을 먹으며 근황이나 좋아하는 취향을 나누다 보면 서로 가까워진다. 음식을 매개로 사회적 관계도 돈독해질 수 있는 것이다.

건강한 식습관은 신체적, 정신적, 사회적 건강과 밀접하게 연관되어 있다. 그래서 사람은 본능적으로 먹는 것을 좋아하는 것일지도 모르겠다. 좋은 식습관이란 웰빙(well-being), 행복(happiness), 건강(fitness)의 합성어인 웰니스(wellness)를 충족하는 상태를 가리키지 않을까 싶다.

노쇠를 가속화시키는 좌업생활

좌업생활은 움직임이 최소인 상태로, 일상에서 대부분의 시간을 앉아서 지내는 생활 방식을 가리킨다.

좌업생활이 계속되면 위험하다. 좌업생활은 사망률, 만성 질환 등 건강 위험을 결정하는 인자 중 하나이다. 따로 시간 내어 가벼운 운동이나 스트레칭 등의 신체활동을 하지 않으면 사망률과 질병 발생률은 더욱 높아진다.

좌업생활이 흔한 사무직은 신체활동 시간이 부족하다. 사무직 근로자는 보통 하루 8시간 근무 중 대부분을 앉아서 생활한다. 회의하러 이동하거나 화장실을 가는 등의 일시적인 움직임 외에는 거의 앉아 있다. 야근까지 자주 한다면 상황은 더 심각하다. 앉아 있는 시간이 길어지면 근육은 약해지고 관절은 뻣뻣해진다. 우리 몸은 사용하지 않으면 굳는다. 이 단순한 사실을 심각하게 인지해야 한다. 몸이 경직되어 있는 상태에서 제대로 몸을 안 풀고 운동을 하면 문제가 생긴다. 평일에 앉아만 있다가 주말에 몰아서 운동을 하면 부상이 발생하기 쉽다.

2019년 캐나다 댈하우지 의대 연구팀은 신체활동 수준이 높을수록 노쇠 발병률이 낮아진다는 연구 결과를 발표했다.[20] 좌업생활자가 노쇠를 막으려면 되도록 움직임을 늘리고, 단계별로 신체활동 수준을 높이는 게 필수라는 것이다.

2002년 세계보건기구(WHO)는 고령사회를 예측하며 액티브 노화(active aging) 정책을 장려했다. 특히 적극적인 사회 활동을 통해 독립성을 기르고 몸과 마음의 건강을 동시에 챙기는 것을 강조했다. 여가, 오락 활동, 지역사회 봉사, 재취업, 평생 학습 등을 통해 역동적인 삶을 추구해야 한다. 나이가 많으면 거동이 불편해 누워만 있을 것이란 생각은 이제 편견이다. 실제로 주위에 70~80대에 활발하게 활동하고 90대에도 독립적으로 생활하는 분들이 늘어나고 있다.

독립적인 생활의 핵심은 적극적인 의지와 활동이다. 40~50대부터 노후에 독립적인 생활을 해야 한다는 마음을 갖고 스스로 할 수 있는 영역을 점차 늘려야 한다. 주변 40~50대 지인이 우스갯소리로 요즘 애들은 부모를 모시는 건 꿈도 꾸지 않는다고 말한 적이 있다. 또한 자녀에게 부담을 주지 않기 위해 더 건강하게 잘 살아야 한다는 말도 덧붙였다. 당신 세대에 부모님을 돌봤으니 자녀 세대에게 의지하며 살겠다는 생각은 진즉에 낡은 사고라고 여기는 게 추세이다.

건강은 대부분 어느 순간 좋아지거나 나빠지지 않는다. 하루아침에 건강이 긍정적으로도 부정적으로도 변하지 않기 때문에 건강 상태가 지속적으로 좋은 방향으로 흐르도록 꾸준히 노력해야 한다. 지금 당장 한

번 일어나 움직인다면 100세까지 액티브 노화를 위한 실천의 첫걸음을 뗀 셈이다. 자리에서 일어나 끊임없이 움직이자. 그리고 매일 반복하자.

생활습관을 개선하고자 마음먹었다면 이제 실천할 때다. 心(마음), 食(음식), 體(운동) 3가지 측면에서 각각 22가지의 개선 방법을 공유하려 한다. 어느 한 쪽에 치우치기보다는 3가지 측면의 균형을 맞춰가며 조금씩 개선하겠다는 목표를 갖길 바란다. 그래야 지치지 않고 나쁜 생활습관의 뿌리를 바꿀 수 있다. 하루에 心, 食, 體 각 파트에서 소개한 방법을 1가지씩 체득하면 22일간 완독할 수 있다. 한 번 익히는 것에서 끝내지 말고 세 번만 반복하자. 즉, 22일씩 세 번 반복해 66일간의 프로젝트를 수행한다면 남은 삶을 위한 좋은 생활습관을 완성할 수 있을 것이다.

3장

4050 생활습관 리셋
66일 프로젝트

心 01 외부 스트레스와 내부 스트레스를 분리하자

가볍고 일시적인 스트레스는 대부분 지나가기에 극복하기 어렵지 않을 것이다. 하지만 사람마다 느끼는 가벼움의 정도는 다르며, 가벼운 스트레스라도 만성으로 나타난다면 문제가 된다. 만성 스트레스는 외부적, 내부적 원인을 나눌 수 있고 신체적, 심리적 원인으로도 구분할 수 있다. 스트레스가 어느 한 가지의 문제가 아닌 복합적인 이유로 인해 발생할 수 있다는 사실을 스스로 아는 것만으로 문제 해결의 실마리가 된다. 원인을 알아야 증상을 줄일 수 있기 때문이다.

| 스트레스 취약성 평가 21

항목	항상 그렇다	대체로 그렇다	종종 그렇다	그렇지 않은 편이다	전혀 그렇지 않다
	0점	1점	2점	3점	4점
1. 적어도 하루에 한 끼는 따뜻하고 균형 있는 양질의 식사를 한다.					
2. 적어도 일주일에 4일은 7~8시간 수면을 취한다.					
3. 사람들과 적당히 애정을 주고받고 있다.					
4. 사는 곳에서 반경 1km 안에 긴급히 도움을 줄 사람이 있다.					
5. 적어도 일주일에 2회는 땀이 날 때까지 운동한다.					
6. 하루에 피우는 담배는 반 갑 이하이다.					
7. 일주일에 음주 횟수는 2회 이하이다.					

항목					
8. 정상 체중을 유지한다.					
9. 수입은 생활에 지장이 없는 정도가 된다.					
10. 영적 또는 종교적 신념이 있으며 그로부터 힘을 얻는다.					
11. 클럽이나 모임에 주기적으로 참여하고 있다.					
12. 인맥을 어느 정도 유지하고 있다.					
13. 사적인 문제를 터놓고 의논하는 사람이 있다.					
14. 하루에 카페인이 든 음료를 마시는 횟수는 3회 이하이다.					
15. 화나거나 걱정이 있을 때 상대방에게 솔직히 말한다.					
16. 가족들과 집안 문제를 상의하여 결정한다.					
17. 적어도 일주일에 한 번은 재미있는 일을 한다.					
18. 시간을 효율적으로 사용한다.					
19. 시력, 청력, 치아 등 신체가 건강하다.					
20. 매일 잠시라도 혼자 조용히 지내는 시간을 갖는다.					
합계					

위의 표는 스트레스 취약성 평가이다. 20개 문항으로 0~4점 중 자신이 해당하는 항목에 체크한다. 어느 항목에서 스트레스를 많이 받는지 확인해 보고, 전반적으로 스트레스에 상당히 취약하거나 극도로 취약한 경우 치료 및 관리가 필요하다.

- **0~10점 :** 스트레스에 잘 대처함
- **11~20점 :** 대체로 양호
- **21~49점 :** 다소 취약
- **50~74점 :** 상당히 취약

• **75점 이상 : 극도로 취약**

    스트레스가 외부에서 오는지 내부에서 오는지도 살펴보자. 두 가지 측면을 구분해 적어보면 스트레스에 좀 더 적절하게 대응할 수 있다. 스트레스를 유발하는 외부적 요인은 환경, 가족과 관련된 문제, 돈과 관련된 재정 문제, 일상의 주요 이벤트, 대인관계, 직장 문제 등이 있다. 내부적 요인은 불면증, 유해 물질(흡연, 음주로 인한), 과도한 카페인, 부적절한 식습관 등이 있다. 이처럼 스트레스는 바꾸기 힘든 외부 요인으로부터 발생하는 경우도 많지만, 자신의 잘못된 생활습관으로 발생하는 경우도 있으므로 두 가지 측면을 모두 관리할 필요가 있다. 특히 내부적 요인은 생활습관과 관련된 경우가 많기에 조절 가능한 경우가 많다.

| 스트레스의 구분

외부 스트레스	내부 스트레스
환경 가족 돈 주요 이벤트 대인관계 직장	불면증 유해 물질(흡연, 알코올) 과도한 카페인 부적절한 식습관

급성 스트레스와 만성 스트레스를 알고 관리하자

스트레스는 급성 스트레스와 만성 스트레스로 나눌 수 있다. 산에서 멧돼지를 만나면 순간적으로 얼어붙는다. 긴장해 맞서 싸울 건지 신속히 도망갈 건지 복잡한 생각이 든다. 이때 나타나는 급성 스트레스 반응을 '투쟁-도피 반응(fight-or-flight response)'이라고 한다. 짧은 순간에 혈압이 오르고, 땀이 나고, 긴장하는 상태가 되는 것이다. 상황이 안전하게 종료되면 스트레스는 사라진다.

스트레스 연구의 선구자인 한스 셀리에(hans selye) 박사는 '일반적 응증후군(general adaptation syndrome, GAS)'이라는 개념을 통해 스트레스 이론을 설명했다.[22] 인체는 스트레스를 경험하면 첫 번째 경보 단계(alarm), 두 번째 저항 단계(resistance), 세 번째 소진 단계(exhaustion)를 거친다. 스트레스는 단계적으로 진행된다는 것이다. 처음에는 즉각 반응하고(급성 스트레스), 그다음에는 항상성을 유지하기 위해 스트레스에 저항한다. 문제가 되는 건 소진 단계이다(만성 스트레스). 스트레스가 일반적인 경보 단계보다 크거나 스트레스에 지속적으로 노출됐을 때 신체는 병적인 상태가 된다. 스트레스에 대한 신체적 저항력이 떨어지면서 면역 체계가 취약해지고, 정서적으로 불안정한 상태가 되는 것이다.

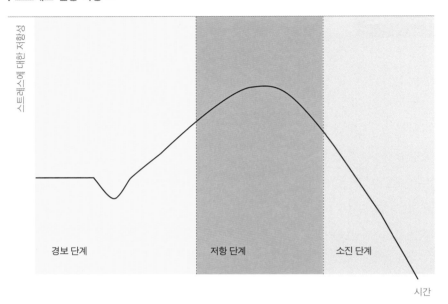

스트레스에 대한 지향성

경보 단계   저항 단계   소진 단계

시간

한스 셀리에 박사는 개인마다 스트레스 요인을 인지하는 방식이나 정도가 다르다고 했다. 스트레스 요인 그 자체보다 어떻게 받아들이냐가 질환으로 이어질 수도 아닐 수도 있다는 것이다. 스트레스 요인에 대한 적응적 반응의 오류로 발생하는 일부 질병과 정신 질환을 '적응 질환(disease of adaptation)'으로 분류했다. 스트레스 요인에 어떻게 적응하느냐에 따라 급성 스트레스가 만성 스트레스로 전환될 수 있다.

스트레스가 큰 문제가 되는 상황은 심리적 외상(트라우마)을 겪은 경우이다. 심리적 외상을 겪은 후 시기와 정도에 따라 급성 스트레스 장애(acute stress disorder, ASD)와 외상 후 스트레스 장애(post-traumatic stress disorder, PTSD)를 경험할 수 있다.

급성 스트레스 장애는 심리적 쇼크(psychological shock)라고도 한다. 죽음, 큰 사고 등의 충격적인 사건을 반복적으로 떠올리거나 회피하려 할 때마다 신경이 불안하고 예민한 상태가 된다. 급성 스트레스 장애는 며칠에서 4주 이내에 자연스럽게 회복되거나 치료된다.

외상 후 스트레스 증후군(PTSD)은 만성 스트레스로 발전해 장기적인 고통을 유발할 수 있다. 이는 전쟁, 신체적 폭행, 대형사고, 천재지변 등에 의한 트라우마로 발생 시기에 개인차가 있어 즉시 나타나기도, 시간이 지나고 나타나기도 한다. 증상이 1개월 이상 지속되면 외상 후 스트레스 증후군으로 진단된다. 트라우마가 생겼을 경우 급성이든 만성이든 전문가의 치료가 필요하다.

회복탄력성을 높이는 5가지 방법

스트레스가 심할 때 약물 치료나 심리 상담을 받으면 분명 도움이 된다. 병원에 자주 갈 수 없거나 일대일 상담을 받는 게 부담스러운 상황을 대비해 비약물적 스트레스 관리 방법도 익혀 두어야 한다. 마음챙김, 명상, 운동, 이완, 복식호흡과 같은 방식을 예로 들 수 있다.

스트레스에 잘 적응하고 회복하기 위해서는 회복탄력성(resilience)이 필요하다. 회복탄력성이란, '스트레스의 원인에 맞서서 적응해 나가는 능력', '크고 작은 역경과 시련, 실패를 도약의 발판으로 삼아 더 높이 뛰어오를 수 있을 거란 마음의 근력'이라고 정의할 수 있다. 사람마다 회복탄력성은 다르며, 이를 기르는 데 적합한 방법 또한 개인마다 다르다. 따라서 회복탄력성을 기르기 위한 다양한 스트레스 관리법을 알고 자신의 상황과 상태에 맞는 방법을 적용하는 것이 중요하다.

▎회복탄력성 구성 요소 [24]

분류	하위 요소
자기조절력	감정조절력, 충동통제력, 원인분석력
대인관계력	소통능력, 공감능력, 자아확장력
긍정성	자아낙관성, 생활만족도, 감사하기

회복탄력성은 3가지 구성 요소인 자기조절력, 대인관계력, 긍정성으로 이루어져 있다. 스스로 감정을 조절할 수 있는 능력, 타인과 소통하고 공감하는 능력, 긍정적으로 살아가는 마음 등의 내용이 포함된다.

『The Mindful Way Through Stress』의 저자 샤마시 알리디나(shamash alidina)는 스트레스를 관리하고 회복탄력성을 기르는 5가지 방법을 소개했다.[25]

첫째, 관계를 발전시킨다(가족뿐만 아니라 지인 모임, 동호회 활동, 자원봉사 활동 등).

둘째, 어려움 속에서 의미를 찾는다(역경에도 도전과 긍정적인 의미를 갖는다).

셋째, 긍정성을 갖는다(더 긍정적인 생각을 한다).

넷째, 결단력을 내린다(상황이 좋아지기 바라기보다 결정하고 행동한다).

다섯째, 변화는 삶의 일부라는 점을 받아들인다(고통을 피하기보다 변화를 받아들인다).

회복탄력성을 높이기 위해 긍정적인 마음을 갖는 것이 핵심이다. 스트레스를 줄이고 마음의 근력을 키우자는 것이 뻔하게 느껴질 수도 있겠지만 자신이 처한 상황과 환경을 부정적으로 여기기 시작하면 마음에 병이 찾아오고 이는 곧 몸의 병으로 이어질 수도 있다. 회복탄력성을 높이는 방법을 하루에 1가지씩이라도 실천해 보자. 마음의 근력을 차근차근 키우는 과정이다.

心 04　피할 수 없는 고통과 피할 수 있는 고통을 구분하자

현실적으로 스스로 해결할 수 있는 일과 그렇지 못하는 일을 분별하는 것은 중요하다. 해결할 수 없는 일에 매달려 시간을 허비하다 보면 평범한 일상과의 괴리감을 느낄 수 있다. 또한 고통의 시간의 길어지면 정신과 신체 모두 상하기 마련이다. 일상에서 고통으로 다가오는 상황을 객관적으로 바라보자. 고통은 통증, 불편함, 장애, 죽음 등 다양한 요인에 의해 발생하며, 크게 피할 수 없는 고통과 피할 수 있는 고통으로 나눌 수 있다.[26]

피할 수 없는 고통은 말 그대로 인생을 살아가면서 자연스럽게 만나는 상황이다. 다음과 같은 예를 들 수 있다.

첫째, 누구도 피할 수 없는 죽음. 죽음이 다가올 고통이라 느끼며, 미리 걱정할 필요는 없다. 사랑하는 가족, 친구, 지인이 사별했을 때도 마찬가지다.

둘째, 생물학적 노화. 누구나 한 해가 가면 나이가 든다. 사람마다 차이가 있지만 신체 기능이 떨어지고 노쇠를 겪기도 한다. 잘 움직이고, 독립적으로 생활할 수 있도록 노력하면 고통을 줄일 수 있다. 다만 생물학적 노화를 슬프고 고통스러운 일이라 생각하지 않는 게 좋다.

셋째, 신체를 많이 쓰면 일어나는 퇴행설 질환. 만성 질환도 퇴행성

| 고통의 종류

피할 수 없는 고통	피할 수 있는 고통
죽음, 사별 생물학적 노화 퇴행성 질환, 만성 질환	과도한 욕심 부정적인 생각 부정적인 과거 반추

질환으로 볼 수 있다. 결국 오래 쓰다 보니 닳아서 기능이 줄어든 것이다. '이가 없으면 잇몸'이라는 생각으로 퇴행성 질환을 관리하는 방법을 찾아야 한다. 예를 들어 처방받은 약, 보조기 등이 있다.

피할 수 있는 고통은 노력하면 고통을 줄일 수 있는 상태다.

첫째, 과도한 욕심. 욕심은 사전적 의미로 '어떠한 것을 정도에 지나치게 탐내거나 누리고자 하는 마음'을 뜻하는데 자신의 노력과 역량 수준을 고려하지 않고 과하게 바라는 경우 고통이 된다. 체력이 좋아지고 싶은 욕구, 인생을 멋지게 살고 싶은 욕망처럼 건강한 욕구, 욕망은 어느 정도 필요하다.

둘째, 부정적인 생각. 일어나지 않을 일을 걱정하고 고민하며 부정적인 생각을 하면 상황은 나아지지 않는다. 어느 정도 현실적인 대안을 생각하며, 계획하고 준비하는 것은 좋지만 부정적인 생각만 있으면 고통스럽다. 긍정적인 생각이 필요하다.

셋째, 부정적인 과거를 지속적으로 돌이키는 것도 피할 수 있는 고통에 해당된다. 사람은 누구나 좋은 경험만 할 수 없다. 때론 배신도 당하고, 다쳐서 통증을 느끼고, 경제적으로 어려워지는 등 힘든 시기를 겪는다. 이런 부정적인 과거를 자주 생각하며, 과거에 머물러 있으면 고통에서 헤어나올 수 없다. 현재에 충실하고, 극복하려는 의지를 가져야 더 희망적이다. 이렇듯 피할 수 없는 고통과 피할 수 있는 고통을 나눠서 대응하면 스트레스 예방과 관리를 직시할 수 있을 것이다.

心 05　하루 10분 야외에서 햇빛을 쐬자

하루에 한 번 맑은 하늘을 제대로 쳐다보는 사람이 얼마나 될까? 정신없이 일과를 해내다 보면 어두워진 밤하늘을 마주하는 일이 다반사다. 바쁜 현대 사회를 살아가는 우리는 휴식을 취하는 것에 인색하다. 마음을 다스리는 방법 중 잘 쉬는 것은 무엇보다 중요하다. 쉽게 잘 쉬는 방법으로 오후에 따스한 햇빛을 쐬며 10분간 걷기를 권한다.

인간에게 햇빛은 유용하다. 햇빛을 쐬면 비타민 D가 합성되고 이는 칼슘 흡수를 촉진하며, 뼈, 치아 건강에 긍정적인 영향을 미친다. 또한 비타민 D는 암세포의 생성을 억제하는 효과도 있다. 햇빛은 세로토닌과 멜라토닌 생성에 도움이 된다. 세로토닌은 행복감을 증가시키고 기분을 안정화하는 호르몬이고, 멜라토닌은 수면 유도에 필요한 호르몬으로 햇빛이 부족하면 불면증과 우울증이 생길 수 있다.

사무직 근로자라면 점심을 먹은 후 짬을 내 짧게라도 산책하길 추천한다. 식사 후 바로 자리에 앉아 일하면 혈당이 금세 올라가고 인슐린이 과하게 분비된다. 앉아 있는 시간이 길어지면 말초 신경까지 혈액이 순환되기 어려워 하체가 퉁퉁 붓는다. 다시 앉아 업무에 몰입하기 전 잠깐만 걸어도 혈당 조절, 비타민 D 생성, 부종 감소 등에 도움이 된다.

평일에는 일터 주위에서 걷거나 출퇴근하면서 활동하는 것이 전부일 테지만 쉬는 날에는 교외로 나가 드넓은 자연 속에서 느긋하게 산책을 하자. 건물이 많고, 공기가 안 좋은 도시보다 식물이 많고 확 트인 곳에서 햇빛을 쬐면 몸도 마음도 건강해진다. 나무가 가득한 장소에서 걸으면 식물이 내뿜는 피톤치드의 효능도 얻을 수 있다. 피톤치드는 식물이 해충으로부터 보호하기 위해 만든 천연 항생제로, 스트레스 호르몬인 코르티솔을 줄여줘 마음을 차분하게 하는 효과가 있다. 피톤치드는 정오부터 오후 2시 사이에 공기 중에 다량 존재하며, 기온이 높을수록 발생량이 증가한다.

40~50대의 경우 높은 산보다는 낮은 산을 가볍게 등산하는 것을 추천한다. 높은 산을 자주 오르내리면 무릎 관절에 무리가 갈 수밖에 없다. 등산으로 심폐 기능과 체력은 좋아졌는데 무릎과 발목 부상으로 고생하는 분을 꽤 많이 봤다. 40~50대는 신체활동을 적극적으로 하되, 몸을 아끼고 보호하는 습관도 동시에 들여야 한다. 오래도록 건강하게 살기 위해서는 생활습관을 조금씩 바꿔야 한다.

산책의 중요성을 알았다면 다음 일주일간 몇 번 햇빛을 쬐고 산책했는지 아래의 표에 체크해 보자. 일주일에 3회 이상은 햇빛을 쬐고 움직이는 것을 목표로 삼자.

| 산책 기록표

월	화	수	목	금	토	일

心 06   STOP-BANG 테스트로 수면 상태를 확인하자

수면 중 일시적으로 무호흡증 또는 저호흡증이 있는 경우 '폐쇄성 수면 무호흡증(obstructive sleep apnea, OSA)'이라고 부른다. 이런 호흡 장애는 코를 고는 것보다 건강에 더 안좋은 수면 질환으로, 제대로 치료하지 않으면 수면의 질이 낮아진다. 이는 주간에 피로와 졸음으로 이어져 일상 생활에 지장을 주며 두통, 근막통 등 근골격계 통증에도 영향을 미친다. 심장 질환이 생길 확률도 높아진다. 다음의 STOP-BANG 테스트로 수면 중 무호흡증을 예측해 보자.

| 수면 무호흡증 평가 : STOP-BANG 테스트 [27]

	평가 항목	O	X
S	Snoring (심한 코골이)		
T	Tired (낮에 잦은 피로, 졸음)		
O	Observed apnea episode (무호흡 사례가 관찰됨)		
P	Pressure (고혈압 또는 혈압약 복용)		
B	BMI (체질량지수) > 35		
A	Age (나이) > 50세		
N	Neck (목 둘레) > 40cm		
G	Gender (성) 남성		

* 관찰되는 무호흡 사례는 가족이 확인할 수 있다.
* BMI(체질량지수)는 체중(kg)을 키(m)의 제곱으로 나눈 값이다. 포털 사이트에 'BMI'를 검색하면 자신의 지수를 손쉽게 계산할 수 있다.

STOP-BANG 테스트는 8가지 항목으로 구성되어 있으며 각 항목의 앞 글자를 따서 이름 붙여진 테스트다. 코골이, 피로, 무호흡 사례가 관찰되는지 여부, 고혈압, 신체질량지수(BMI) 35 이상, 50세 이상, 남성 중 해당하는 사항이 많을 때 무호흡증 위험도가 높다고 판단하는 것이다. 이전 쪽 표에서 해당하는 항목에 O 표시를 한 후 5개 이상이라면 병원 진료를 받는 것을 권한다.

- **3개 미만** : 정상
- **3~4개** : 중위험군
- **5개 이상** : 고위험군

STOP-BANG 테스트를 통해 수면 무호흡증을 수시로 확인하자. 수면 장애가 더 심한 질환으로 이어지지 않도록 예방할 수 있는 최소한의 노력이다.

양질의 수면 시간 확보는 무엇보다 중요하다. 신체의 건강과 활력 넘치는 생활의 기초가 되기 때문이다. 수면이 부족하면 인지 상태에도 영향을 미친다. 2021년 유럽 공동 연구팀의 중년기 및 노년기 성인 7,959명을 대상으로 한 수면 시간과 치매 발병률 연구에 의하면 50~60세의 수면 시간이 6시간 이하로 부족할수록 치매 위험이 더 높다고 보고했다.[28] 또한 짧은 수면 시간이 지속되면 치매 위험이 30% 증가한다고 발표했다. 수면 시간이 부족할수록 인지, 기억력이 떨어진다는 연구 결과 역시 여러 번 보고되었다.

그럼 하루에 얼마나 자야 좋을까? 여러 연구에 의하면 일일 적정 수면 시간은 7시간 내외이다. 개개인의 활동량이 다르기에 적정 수면 시간도 다르지만 보통 6~8.5시간 범위에서 자신의 최적의 수면 시간을 찾아보길 권한다. 취침 시간과 기상 시간을 기록하고, 잠에서 몇 번 깨는지도 살펴보자. 화장실에 가고 싶어 깼는지, 걱정으로 인해 늦게 잠들진 않는지 등 수면을 방해하는 활동이나 상황도 기록해 보자.

양질의 수면 시간을 늘리기 위해서는 건강한 수면 위생 습관이 필수이다. 다음의 표를 통해 자신의 수면 위생 습관을 점검해 보자.

▮ 수면 위생 습관(대한수면학회) 29

	항목	O	X
1	취침 시간과 아침 기상 시간이 일정하다.		
2	낮에 40분 동안 땀이 날 정도의 운동을 한다.		
3	낮잠을 15분 이상 자지 않는다.		
4	잠자기 4~6시간 전에는 카페인(커피, 콜라, 녹차, 홍차 등)을 섭취하지 않는다.		
5	흡연을 평상 시를 비롯해 특히, 취침 전과 자다 깨서 하지 않는다.		
6	잠을 자기 위한 알코올 섭취를 하지 않는다.		
7	잠자기 전 과도한 식사나 수분 섭취를 하지 않는다.		
8	잠자리 소음을 없애고, 온도와 조명을 안락하게 조절한다.		
9	수면제를 매일 습관적으로 복용하지 않는다.		
10	이완활동을 한다(요가, 명상, 가벼운 독서 등).		

• **X가 3개 이상 :** 수면의 양과 질에 부정적인 영향을 미칠 수 있는 상태

수면 자세를 개선하자

잘 때 가장 피해야 할 자세는 엎드려 눕기 자세다. 가슴과 배를 압박해서 호흡을 불편하게 한다. 수면 중에도 호흡은 중요하기 때문에 천장을 눕고 반듯하게 자거나 팔다리를 벌려 대(大) 자로 자는 것이 좋다. 널리 알려진 수면 자세 중 해파리 수면법을 권한다. 해파리 수면법은 미국 운동 심리학자 버드 윈터(bud winter) 박사 개발한 방법이다. 제2차 세계대전에서 군인에게 실제로 사용한 방법으로 해파리처럼 흐물흐물 이완되도록 이미지 트레이닝을 하는 것이다. 실험군이 해파리 수면법을 6주 동안 훈련하고 진행한 결과, 놀랍게도 96%가 2분 내로 잠들었다고 한다. 해파리가 됐다고 생각하고 아래 수면법을 따라 해 보자. 이때 몸이 충분히 이완될 수 있도록 편안한 복장을 입는 것이 좋다.

해파리 수면법

❶ 침대에 반듯하게 누워 천장을 바라본다.

❷ 코로 숨을 들이마시고 내쉬며 천천히 심호흡한다.

❸ 눈을 감고 얼굴에 이마, 눈, 혀, 뺨, 턱 순으로 스위치를 끄듯 근육에 힘을 뺀다.

❹ 어깨를 아래로 늘어뜨리듯 이완시킨다. 팔과 손목 근육에도 힘을 뺀다.

❺ 골반, 허벅지, 종아리, 발목, 발가락 순서로 힘을 뺀다.

❻ 마지막으로 전신에 힘을 쭉 뺀다고 생각한다.

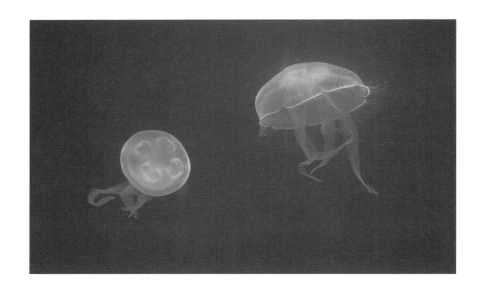

　해파리 수면법에서 가장 중요한 주의사항은 움직이는 상상을 하면 안 된다는 것이다. 가만히 누워 몸에 힘을 빼고 심호흡을 하면서 이미지 트레이닝을 반복한다.

마음챙김명상을 해 보자

명상(meditation)은 '조용히 차분한 마음으로 깊이 생각하면서 시간을 보내는 행위 또는 과정'을 일컫는다. 명상은 산만하지 않은 조용한 장소, 집중, 열린 태도, 바르고 편안한 자세 4가지를 필요로 한다. 명상을 하는 공간의 크기는 중요하지 않다. 자신에게 조용히 집중할 수 있는 편안한 곳이 좋다.

대표적으로 초월명상(transcendental meditation)과 마음챙김명상(mindfulness meditation)이 많이 알려져 있다. 초월명상은 인도의 마하리쉬 마헤시(maharishi mahesh)가 개발한 명상법이다. 1960년대 서양에 알려져 현재까지 수백만 명이 수행하고 있다. 마음챙김은 '순간순간의 알아차림(moment-by moment awareness)'을 의미한다. 집중해서 하는 명상법과 달리 마음에 떠오르는 생각을 억제하거나, 판단하거나 분석하지 않는다. 어떠한 생각이 떠오르고 없어지는 상황을 바라보면서 '지금, 여기'에 일어나는 걸 바라보는 명상법이다.[30] 마음챙김명상 훈련 중 호흡 관찰하기와 몸 스캔을 10분 정도 해 보자.

마음챙김명상 훈련법 중 하나인 호흡 관찰하기는 편안한 자세로 시작한다. 호흡을 관찰하듯 들숨과 날숨을 느낀다. 호흡이 반복적으로 일어

호흡 관찰하기(watching the breath)	몸 스캔(body-scan)
① 편안한 자세로 앉은 후 눈을 감는다. ② 코끝에서 들숨과 날숨을 느낀다. ③ 호흡을 자연스럽게 느끼며 호흡 리듬과 과정을 알아간다. ④ 몰입하다 마음이 흐트러지면 알아차리고 그대로 수용하며 호흡에 집중한다.	① 신체 각 부위마다 집중을 쏟고 감각을 느낀다. ② 주위에서 일어나는 감각(청각, 촉각, 느낌 등)에 집중한다.

나는지 흐트러지는지 알아차리며 집중하는 방법이다. 위의 표의 순서대로 호흡 관찰하기를 5분간 따라 해 보자. 몸 스캔은 신체 부위마다 현재 어떤 느낌인지 알아보는 방법이다. 예를 들어 앉아 있으면 허벅지에 어떤 느낌이 드는지, 발바닥에는 무게 중심이 어떻게 분포되어 있는지 알아차려 본다. 위의 표를 보며 몸 스캔을 5분 정도 해 보자.

心 10　3가지 호흡법을 알아 두자

호흡법을 잘 실천하면 부교감신경이 활성화돼 몸과 마음이 이완된다. 스트레스와 불안을 줄이는 대표적인 호흡법 4:7:8 호흡, 심호흡, 복식 호흡을 권한다. 앉거나 눕거나 서서 편안한 자세를 찾아 호흡하는데, 이 때 원리는 비슷하다. 들숨보다 날숨을 더 길게 하며, 최대한 천천히 호흡한다. 호흡하는 과정에 집중하면 더 효과적이다.

4:7:8 호흡법

❶ 코로 4초간 숨을 깊게 들이마신다.

❷ 들숨 상태를 7초간 유지한다.

❸ 코와 입으로 8초간 숨을 깊게 내쉰다.

　4초, 7초, 8초란 숫자에 너무 집착하지 않는다. 자연스럽게 4:7:8 사이클이 되도록 연습한다. 1사이클을 마친 후 편하게 평소대로 호흡하다가 다시 한 사이클을 반복한다. 기본적으로 4사이클을 반복하면 효과적이다.

심호흡

❶ 가슴과 배가 부풀어 오르도록 코로 숨을 천천히 들이마신다.

❷ 들숨 상태를 3초간 유지한다.

❸ 입을 통해 천천히 아주 깊게 끝까지 내쉰다.

    심호흡은 숨을 코로 들이마시고 이를 유지한 후 입으로 내뱉는 패턴에 집중한다. 우리가 긴장하거나 스트레스 받았을 때 한숨을 쉬는 것처럼 천천히 깊게 숨을 들이마시고 내쉬는 게 핵심이다. 3~5분 정도 반복해 보자.

복식 호흡

❶ 한 손은 가슴에 한 손은 배에 올려놓는다.

❷ 코로 숨을 천천히 3초간 들이마시며 가슴과 배가 부풀어 오르는 것을 느낀다.

❸ 코와 입으로 숨을 천천히 6초간 내쉬며 배가 들어가 수축되는 것을 느낀다.

    흉식 호흡은 평소에 자연스럽게 하는 패턴이지만, 복식 호흡은 의도적으로 해야 한다. 심폐 지구력이 낮은 경우에도 복식 호흡을 하면 효과적이다. 들숨과 날숨의 비율이 1:2가 되도록 하며 처음에는 3:6 비율, 4:8 비율, 5:10 비율로 천천히 늘려가자. 복식 호흡을 할 때 과하게 숨을 참으면 혈압이 오르기 때문에 조심해야 한다. 들숨과 날숨 때 배의 움직임을 느끼며 집중하자.

心 11 | 지속 가능한 순도 100% 휴식리스트를 만들자

우리나라는 2004년 7월부터 단계적으로 주 5일 근무제가 시작되었다. 주 40시간 근무제라고 하기도 한다. 일반적으로 월~금요일에 하루 8시간씩 일하고 토~일요일에 쉬는 형태가 많다. 하지만 주 52시간 근무를 하는 경우도 있고, 이를 훨씬 초과하는 직업군도 있다. 업무 형태가 불규칙한 경우 밤을 새우고 쉬기를 반복하기도 한다. 주 5일 근무제가 시행된 취지는 업무 후 적절히 휴식을 취해 일과 삶의 균형을 맞추기 위해서였다. 일을 잘하기 위해 노력하는 만큼 휴식을 잘하기 위한 노력도 필요하다.

일터, 평일 퇴근 후, 주말로 상황을 나누어 휴식리스트를 만들어 보자. 이때 현실적이고 지속 가능한 것이 중요하다. 따라서 휴식 방법은 간단할수록 좋다. 또한 스스로 온전히 편안함을 느낄 수 있는 방안인지에 대해 초점을 맞춰 작성하자.

일터에서의 휴식리스트

(예 : 1시간마다 알람을 설정해 스트레칭을 한다.)

1.

2.

3.

4.

5.

6.

7.

퇴근 후 휴식리스트

(예 : 집에 도착하면 의자에 앉아서 5분간 심호흡을 한다.)

1.

2.

3.

4.

5.

6.

7.

주말 휴식리스트

(예 : 해가 지기 전 편안한 차림으로 근처 공원을 30분간 걷는다.)

1.

2.

3.

4.

5.

6.

7.

心 12 포모도로 기법으로 휴식을 취하자

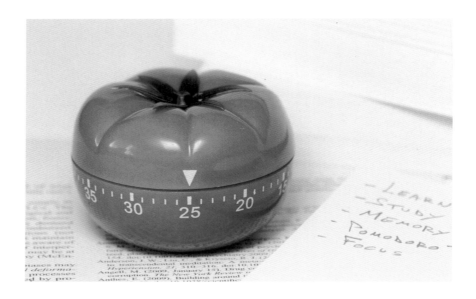

포모도로 기법(pomodoro technique)은 업무 시간과 휴식 시간을 규칙적으로 나누어 생산성을 높이는 방법이다. 포모도로는 이탈리아어로 토마토란 뜻으로, 이 기법의 개발자인 프란체스코 시릴로(francesco cirillo)가 요리용으로 쓰이는 토마토 모양의 타이머를 사용한 것에서 유래했다.

포모도로 기법

❶ 오늘 해야 할 일을 우선순위 순으로 나열한다.

❷ 25분간 집중해서 일한다.

❸ 5분간 휴식을 취한다(25분 작업과 5분 휴식이 1사이클).

❹ 1사이클을 4회 반복한다.

❺ 25분간 긴 휴식을 취한다.

　일의 우선순위를 정해 집중해서 일하고 휴식을 취하는 것이 핵심이다. 사무직의 경우 25분간 일하고, 5분간 휴식하면 좌업생활의 부작용도 막을 수 있다. 집중해서 일하고 쉬기 때문에 업무도 좀 더 효율적으로 할 수 있다.

心 13 이완반응을 수행하자

예상치 못한 어떤 상황에 처했을 때 우리는 그 상황을 맞서 싸워야 할지 피해야 할지 고민하게 된다. 이를 스트레스 연구에서 '투쟁-도피 반응'이라고 하며, 이는 생존을 위해 꼭 필요한 반응이다. 투쟁-도피 반응의 일시적인 증상으로는 시야가 좁아지고, 청력이 저하되며, 심박 박동이 증가해 호흡이 빨라진다. 근육은 뻣뻣해지고, 손은 떨린다. 뇌는 호르몬을 분비하는 내분비 기관인 부신으로 신호를 전달하고, 부신은 스트레스 호르몬인 코르티솔을 분비한다. 이는 소화불량 상태를 일으킨다. 이렇듯 짧은 시간에 많은 변화가 생긴다.

　일상에서 투쟁-도피 반응이 자주 일어나 만성 스트레스로 자리잡는다면 불안, 우울증 등을 동반해 마음에 탈이 날지 모른다. 미국 하버드 의과대학 허버트 벤슨(herbert benson) 교수는 이런 투쟁-도피 반응을 완화하는 이완반응(relaxation response)의 중요성을 강조했다. 이완반응이란, 명상을 통해 교감신경은 비활성화, 부교감신경은 활성화시켜 몸을 이완하는 것이다. 허버트 벤슨 교수의 저서 『이완반응』에서는 다음과 같은 방법을 소개한다.[31]

간단한 이완반응

❶ 하나의 단어, 소리, 구절, 기도문을 떠올리거나 가볍게 근육을 푸는 동작을 반복한다.

❷ 필연적으로 떠오르는 일상적 상념을 가볍게 무시하고, 앞의 반복 과정으로 복귀한다.

명상 이완반응

❶ 평소 자주 사용하는 단어를 고르자. 여기서는 '평화'라는 단어를 쓰겠다.

❷ 편안한 자세로 앉고 눈을 감는다.

❸ 발가락부터 시작해 목 근육까지 몸을 순차적으로 이완시킨다.

❹ 숨을 천천히 들이마시고 내쉬면서 "평화"라고 조용히 읊조린다.

❺ 잡념이 떠올라도 가볍게 받아들이고 다시 4번 과정으로 돌아간다.

❻ 10~20분간 반복한다.

  익숙해진다면 걷기, 달리기, 수영, 요가 등 신체활동을 하면서도 이완 반응을 연습할 수 있다. 물리적인 방법으로는 관절 부위별로 스트레칭을 하면서 근육을 푸는 동시에 호흡을 하는 것이다. 부교감신경을 활성화하면 이완반응이 일어나 몸과 마음이 안정화된다. 이렇게 평소에 이완반응을 유도하고 활성화한다면 투쟁-도피 반응이 줄어들 것이다. 또한 유해한 스트레스 상황에서도 '그러려니~' 하며 대수롭지 않게 넘기게 된다.

가족, 친구, 지인에게 전화로 안부를 묻자

사회적 연결(social connection)은 건강과 긴밀한 관련이 있다. 진정성 있고 편안한 대화를 하고 나면 이완 상태를 관장하는 부교감신경이 활성화되며, 옥시토신 호르몬이 증가한다. 옥시토신은 자궁수축호르몬으로 알려져 있지만, 사랑의 호르몬으로도 불리며 사회적 관계 형성에도 관여한다.

비대면 연락이 익숙한 현대 사회에서는 대면 만남의 기회가 많지 않다. 바쁘게 살다 보면 같은 공간에 사는 가족과도 얼굴 보기가 힘들다. 서로의 관심사를 알기 어려우니 이야깃거리는 줄고 관계는 점점 소원해진다. 물리적으로는 가깝게 지낼지 몰라도 정서적으로는 먼 상태가 되는 것이다. 외로움을 느끼기 쉬운 환경에 처해진다.

특히 40~50대는 사회경제적으로 바쁜 시기이며, 부모, 형제자매, 사촌, 친구 등과의 연락이 뜸한 경우가 많다. 결혼을 한 후 배우자와 자식을 챙기느라 경조사, 명절 외에는 얼굴을 보기가 힘들다. 다들 비슷비슷한 상황이기에 젊은 시절 가깝게 지내던 친구나 동창을 보기도 쉽지 않다. 평소 왕래가 거의 없기에 경조사에 연락을 하면 의도하지 않았지만 필요할 때만 연락하는 상황처럼 보일까 봐 걱정하기도 한다. 그러니 아무 날도 아닐 때 마음먹고 저장된 연락처를 보며 가족, 친구, 지인에게 전화를 하자. SNS로 안부를 묻거나 문자를 보내기보다 웬만하면 전화 통화를 권한다. 직접 만나면 더 좋겠지만 전화로라도 쌍방향의 소통을 하는 것이 의미가 있다. 가벼운 안부부터 묻다 보면 어색함이 풀릴 것이다. 이렇듯 전화로 안부를 묻는 것은 현실적이면서도 쉬운, 효과적이면서 긍정적인 사회적 연결 방법이다.

통화 전, 상대를 배려하는 기본 예절만 잊지 말자. 너무 이른 아침과 늦은 밤 시간은 피하기, 식사 시간대 피하기, 통화 연결이 됐을 때 알고 있겠지만 자신이 누군지 다시 한번 밝히기, 지금 통화 가능한지 물어보고 괜찮다면 통화를 이어 나가기 등은 꼭 지키자. 또한 무겁고 불편한 이야기보단 가볍고 일상적인 대화를 통해 안부를 묻자. 평소 자주 만나고 친하다면 서로의 소식, 상황을 잘 알기 때문에 하고 싶은 이야기를 스스럼없이 꺼낼 수 있겠지만 오랜만에 통화한다면 상대에게 부담을 주지 않고 편안하게 통화하는 것이 좋다.

전화로 안부 묻는 것이 용기가 필요한 시대가 되었다. 그렇다면 용기를 내어 보자. 사람은 사회적 동물이고, 소통하고 함께 어울릴 때 더 즐겁다는 것을 잊지 말자.

정기적인 모임을 하나 이상 갖자

미국의 심리학자인 에이브러햄 매슬로(abraham maslow)의 욕구 단계 이론은 인간의 기본 욕구를 생리적 욕구, 안전의 욕구, 사회적 욕구, 존경의 욕구, 자아실현의 욕구로 나눠 설명한다.

가장 아래 위치한 생리적 욕구는 식사, 수면, 배설, 성행위 같은 신체의 기초 욕구를 말한다. 하위 욕구가 충족되면 다음 단계를 취하고자 한다. 안전의 욕구는 신체적, 정신적 안전을 추구하는 욕구이다. 다음은

▎매슬로의 욕구 단계 이론(maslow's needs hierarchy theory)

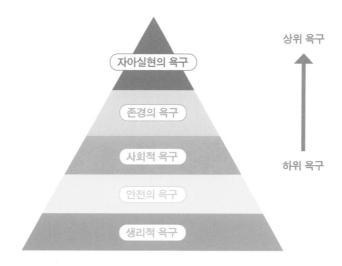

자아실현의 욕구

존경의 욕구

사회적 욕구

안전의 욕구

생리적 욕구

상위 욕구

하위 욕구

사회적 욕구로 직장생활, 결혼생활, 공동체생활 등 집단생활을 하면서 인정받고 싶어 하는 욕구다. 이는 매슬로의 욕구 단계 이론 중 중간에 속한다. 생리적, 안전의 욕구가 개인의 영역이 강하다면 사회적 욕구는 타인과의 관계 속에서 충족이 돼야 한다. 사회적 욕구가 충족되면 단계적으로 존경의 욕구, 자아실현의 욕구로 넘어간다. 욕구 단계의 경계선은 불분명하지만, 더 고차원적인 삶을 위해서는 사회적 욕구가 필수적인 셈이다.

사회적 관계를 잘 형성하려면 대인관계 기술, 예절 등이 필요하다. 주위 환경의 변화를 잘 받아들이는 여유도 있어야 하며, 자신감도 필요하다. 사회적 연결이 잘되지 않으면 심리적인 외로움과 신체적인 사회적 고립이 발생한다.

원활한 사회적 연결을 위해서는 정기적인 모임이 필요하다. 직장 내 공동체 생활에만 집중하기보단 스포츠 및 취미활동, 종교활동, 봉사활동, 지역사회모임 등 관심있는 단체에 몸담아 보자. 사람들과 어울리면 사회적 고립과 단절로 생길 수 있는 문제를 예방할 수 있고, 사회적 욕구를 충족하며 나아가 삶의 의미를 찾을 수 있을 것이다. 많은 사람이 모이는 모임이 아니라도 괜찮다. 삼삼오오 모여 활동하는 관계 속에서 혼자가 아닌 자신을 발견하면 충분하다.

心 16 번아웃 예방과 극복법을 알자

세계보건기구(WHO)는 번아웃 증후군을 '직장에서 받는 만성적인 스트레스를 제대로 해소하지 못함으로 인해 발생하는 증후군'이라고 정의한다. 번아웃은 신체적, 정신적으로 극심한 피로감, 업무 거부감, 업무 효율 감소, 부정적인 생각 등의 증상을 특징으로 한다.

구인구직 플랫폼 '잡코리아'가 직장인 492명을 대상으로 시행한 번아웃 증후군 원인 관련 설문조사 결과 1위는 '일이 너무 많고 힘들어서 (46.2%)'였다. 2위는 '매일 반복되는 업무에 지쳐서(32.5%)', 3위는 '인간관계에 지쳐서(29.3%)', 4위는 '직무가 적성에 안 맞아서(25.9%)', 5위는 '상황이 나아질 것 같지 않아서(21.8%)' 순이었다. 과도한 업무로 신체적 스트레스에 정신적 스트레스가 더해지거나 업무적으로 성과가 나지 않거나 실패가 계속될 때 무기력해지며 번아웃 증후군에 빠질 확률이 높은 것이다. 번아웃 증후군은 우울증, 자살과도 관련이 깊다. 혼자서 해결할 수 없는 상태인 경우 전문가의 도움을 받는 게 좋다. 정신건강의학과 전문의 진료와 상담을 통해 원인을 알고 극복하는 방법을 배울 수 있다. 다음의 표를 통해 자가 테스트를 해 보자.

	항목	O	X
1	아침에 일어나기 힘들다.		
2	잠을 충분히 자도 피로가 지속된다.		
3	일상에서 쉽게 지치고 사소한 일에도 화가 나거나 자제력을 잃는다.		
4	짭짤한 음식이 자주 당기고 갈증이 나지 않는다.		
5	앉아 있거나 누워 있다가 갑자기 일어나면 현기증이 난다.		
6	식사를 하면 원기가 회복되고, 오후나 밤에 더욱 기운이 난다.		
7	감기나 각종 질병에 대한 저항력이 약하고 회복 기간이 길다.		
8	부종이 자주 나타나고 목 주변 임파선이 붓는다.		
9	저혈당 증세가 나타난다.		
10	불면증이 지속된다.		
11	얼굴에 다크서클이 심해졌다.		
12	우울한 감정이 자주 생긴다.		
13	집중력, 판단력이 저하된다.		
14	성욕이 감퇴한다.		
15	손에 땀이 많이 난다.		
16	일상생활에서 행복감이나 즐거움이 느껴지지 않는다.		
17	(여성의 경우) 월경 전 증후군이 심해진다.		

• **13개 이상 :** 번아웃 증후군 의심

번아웃 증후군 예방 및 극복법

❶ 업무 시간과 휴식 시간을 정해 철저히 구분하여 생활한다.

❷ 힘든 일을 지인에게 알리고 도움을 청한다.

❸ 스포츠, 예술 등 취미활동에 참여한다.

❹ 여행을 떠난다.

　　번아웃 증후군 예방의 기본은 휴식을 잘 취하고, 나아가 식습관과 신체활동을 적절히 하는 생활 개선에 있다. 일은 경제적 보상과 자아실현의 창구가 되지만 인생의 최종 목표로 삼을 순 없다. 건강을 잃어가며 일에 몰두하는 건 많은 후회를 낳는다. "성공 끝에 건강을 잃었다.", "먹고 살만하니 중병에 걸렸다."라는 말을 심심치 않게 들을 수 있다. 건강한 삶 속에 행복이 깃든다는 사실을 잊지 말자.

치매를 예방하는 두뇌 훈련

치매는 생활습관병의 하나로 '정상적인 사람이 노화나 외상 등 다양한 원인으로 인지 기능이 저하되어 일상생활에 어려움을 초래하는 것'을 말한다. 2021년 보건복지부 중앙치매센터의 보고서에 따르면 알츠하이머형 치매(dementia of alzheimer's type)가 76%로 가장 많은 비율을 차지했다. 이는 처음에는 건망증처럼 기억해야 할 일을 자꾸 깜빡하다가 시간이 흐르면서 점차 언어 능력, 시공간 및 지각 능력 등의 인지 기능이 쇠퇴하는 현상을 보인다. 나아가 기억력 감소, 방향 감각 저하, 실행 기능 등의 감소로 일상생활에서 타인의 도움을 필요로 하게 된다.

| 국내 치매 유형 분포(보건복지부)   33

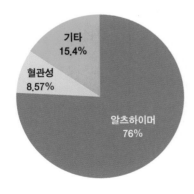

치매는 누구에게나 찾아올 수 있다는 것을 인지하고 예방하려는 습관을 갖는 것이 중요하다. 보건복지부 중앙치매센터에서는 치매 예방 수칙 3.3.3을 추천한다. 3가지 권하는 것으로는 일주일에 3번 이상 걷기, 생선과 채소 골고루 먹기, 부지런히 읽고 쓰기가 있다. 3가지 금하는 것으로는 술 적게 마시기, 담배 피우지 말기, 머리 다치지 않도록 조심하기가 있다. 3가지 행하는 것으로는 정기적으로 건강검진받기, 가족 및 친구들과 자주 소통하기, 매년 조기 치매검진받기가 있다. 특히 경미한 생활습관병이나 우울증을 앓고 있다면 좀 더 적극적으로 예방하길 권한다.

치매를 예방하고 경도인지장애를 관리할 수 있는 방법으로 보드게임을 추천한다. 보드게임은 '게임판, 카드, 주사위, 나무토막 등의 온갖 물리적인 도구를 동원해서 이루어지는 게임'을 말한다. 보드게임은 규칙을 이해하고 기억해야 한다. 게임 중에 뇌와 손을 많이 사용하기에 기억력과 인지 기능을 향상시킨다. 문제해결력, 시공간 지각력, 순발력, 집중력 등을 기를 수 있는 것이다. 여러 사람과 함께 어울리며 웃을 수 있다는 것만으로 긍정적인 효과가 있다.

치매 예방에 도움이 되는 보드게임의 예로는 '쌍쌍게임'이 있다. 쌍쌍게임은 카드를 일정하게 나눠가진 후 한 장씩 뒤집은 다음, 같은 그림이 나오면 "쌍쌍!"을 빨리 외치며 카드를 가져가는 게임이다. 순발력과 집중력이 필요한 보드게임으로 치매 예방과 가벼운 신체 활동에 도움이 된다. 젠가게임은 나무토막을 쌓은 후 한 명씩 나무토막을 빼서 넘어뜨리지 않게 하는 게임으로 협응력과 집중력이 필요하다. 이외에도 '이에 짬게임', '할리갈리게임' 등 여러 보드게임이 치매 예방에 도움이 된다. 가족, 지인과 보드게임을 하며 활기차게 건강 관리를 해 보자.

▎치매 예방 수칙 3.3.3(보건복지부 중앙치매센터) [34]

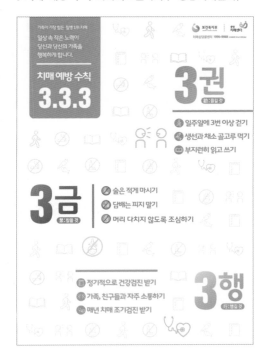

心 18 비생산적인 사고를 재구성하자

비생산적인 사고란, 일어나지 않을 일을 걱정하거나 이미 지나간 일에 대한 후회, 부정적인 생각 등을 가리킨다. 타협점 없이 극단적으로 생각하거나 의지가 약해지는 생각을 되뇌는 것도 해당한다. 생활습관을 바꾸기 위해서는 행동 변화가 필요한데 이때 자신감, 동기부여, 의지가 무척 중요하다. 비생산적인 사고를 하는 습관이 있다면, 행동 변화에 큰 장애가 될 것이다.

예를 들어 체중 감량과 체력 향상을 위해 산책을 해야겠다고 다짐한 상황에 '오늘 날씨가 우중충해서 나가기 싫다. 피곤하다. 쉬고 싶다.'는 생각이 앞서면 의지는 쉽게 꺾인다. 같은 상황에서 할 수 있는 생산적인 사고는 '날씨가 우중충하니 쇼핑몰이나 아파트 주차장에서라도 걸어야지.', '피곤하니까 오늘은 무리하지 말고 가볍게 산책하자.' 등이 있다. 이러한 사고는 행동 변화를 일으켜 건강에도 긍정적인 영향을 미친다.

비생산적인 사고를 생산적이고 합리적인 사고로 재구성하는 습관을 들이자. SMART 목표는 행동 습관을 바꾸는 데 많이 쓰이는 방법이다. 우측의 빈칸을 채우며 생산적이고 합리적인 목표를 세워 보자.

S	Specific : 구체적이고 명확해야 한다.	
M	Measurable : 측정 가능해야 한다.	
A	Achievable : 달성 가능해야 한다.	
R	Realistic : 현실성이어야 한다.	
T	Time-Bound : 목표 시간을 설정해야 한다.	

SMART 목표를 구성할 때 다음 예시를 참고하자. 만약 8주 후에 10km 달리기 대회에 참가해 60분 이내에 완주하는 것을 목표로 삼고 주 3일씩 달리기 연습을 할 예정인 상황이라면, 1주 차에는 3km로 빠르게 걷는 것을 목표로 연습을 시작한다. 매주 1km씩 달리기 거리를 늘려 나가다가 스마트워치를 통해 1km당 6분 이내에 달릴 수 있도록 측정하며 연습을 이어간다. 이런 식으로 구체적이고 명확하며 실현 가능한 목표를 세우고, 측정하고 달성하면서 연습하다 보면 점차 생산적인 사고를 하게 될 것이다.

운동, 식습관, 영양상태, 수면의 질, 스트레스 관리, 사회적 모임 등 여러 항목에서 자신의 생활습관 특성을 파악해 SMART 목표를 설정하고, 차근차근 목표를 이뤄 나가 보자.

| 心 19 | 성장형 사고방식을 갖자 |

사고방식(mindset)이란, '생각하고 궁리하는 방법이나 태도'를 말한다. 성장형 사고방식이란, '실수나 실패를 통해 어떻게 성장의 기회를 삼을 수 있을지 긍정적으로 바라보는 사고방식'을 말한다. 성장하기 위해서는 도전해야 한다. 이때, 모든 도전의 결과가 다 성공일 순 없다. 도전하다가 실수하고 실패도 하겠지만, 우리는 그 과정에서 경험을 쌓게 된다. 똑같은 상황에서 같은 실수를 하지 않고, 강인하게 대처할 수 있다면 이 또한 성장형 사고방식을 통해 성공한 사례가 된다. 성장형 사고방식을 기르면 스트레스 관리와 회복탄력성 향상에도 도움이 될 것이다.

1. 학창 시절, 좌절이나 실패했던 경험을 떠올리자. 어떻게 극복했는지, 해당 경험을 통해 어떻게 성장했는지 적어 보자.

2. 업무와 관련해 좌절이나 실패했던 경험을 떠올리자. 어떻게 극복했는지, 해당 경험을 통해 어떻게 성장했는지 적어 보자.

3. 성장형 사고방식을 위해 취했던 방법이나 앞으로 노력할 수 있는 방안을 적어 보자.

心 20 긍정적 감정을 담아 말하자

심리학에는 긍정심리학이라는 세부 학문이 있다. 이는 '개인과 지역사회가 번성하도록 강점과 장점을 연구하는 학문'이라 정의되며, 부정적인 정서를 축소하기보다 긍정적인 정서에 초점을 맞추는 것이 특징이다. 평소 말할 때 긍정적 감정을 담으려 노력하면 정신 건강에 좋은 영향을 미칠 수 있다. 다음 예시를 참고하며 본인이 알고 있는 말도 더해 보자.

긍정적 감정의 말

– 덕분입니다.

– 축하합니다.

– 열정적이세요!

– 행복합니다.

– 감사합니다.

– 고맙습니다.

– 만족합니다.

– 사랑합니다.

– 평화롭네요.

– 편안해요.

– 기뻐요!

1일 1회 감사하는 습관을 갖자

감사하는 마음은 행복감과 긍정적인 감정을 증가시키며 신체적 건강, 자존감 향상에도 도움을 준다. 평소 감사함을 표현하고 싶은 사람과 함께 감사한 상황을 구체적으로 떠올려 보자. 꾸준히 감사 일기를 쓰며 습관으로 만드는 것을 추천한다.

---

1. 감사를 표현하고 싶은 사람을 생각하며 감사 편지를 써 보자.

2. 하루 중 감사한 상황을 떠올리며 감사 일기를 써 보자.

버킷리스트를 작성하자

버킷리스트(bucket list)는 '죽기 전에 하고 싶은 일을 적은 목록'이란 의미도 있지만 '평생 한 번쯤 해 보고 싶은 일을 적은 목록'이라고 볼 수 있다. 40~50대는 현실을 살아가기에 바빠 여유를 갖고 새로운 시도를 하기 어려운 시기이다. 하지만 그럴수록 자신이 꼭 해 보고 싶은 일을 떠올리며 활력을 챙길 필요가 있다. 10대, 20대, 30대를 거치면서 하고 싶었지만 못해 후회하는 일이 누구나 있을 것이다. 40~50대에 하지 못해 60대 이후에 후회하지 말고 당장 버킷리스트를 작성해 보자. 지금까지 안 해 보거나 못 해 봤지만 실현 가능한 목록이면 좋다. 오늘 바로 실천할 수 있는 목록이 추가된다면 더욱 좋다.

4050 버킷리스트 예시

❶ 부모님께 전화해 사랑한다고 말하기

❷ 일주일에 3번 가족의 손 잡고 고맙다고 말하기

❸ 100일 중 70%는 땀 흘리며 달리기하기

❹ 하루 한 끼는 자연식물식으로 식사하기

❺ 내 실수로 관계가 멀어진 지인에게 사과하기

몇 가지는 실현 가능하지 않은 일도 괜찮다. 10개든 50개든 꼭 해 봤으면 하는 일을 적어 본다.

4050 버킷리스트

1.

2.

3.

4.

5.

6.

7.

8.

9.

10.

버킷리스트를 이룰 때마다 동그라미를 선명히 그려 보자. 뭔가를 꿈꾸고 희망하며 산다는 자체만으로 긍정 에너지가 솟을 것이다.

食 01 일일 식사 기록을 하자

개인마다 매일 섭취하는 음식과 식사 패턴에는 차이가 크다. 좋은 식습관을 갖기 위해 가장 먼저 해야 할 일은 하루 동안 섭취한 음식을 기록하는 것이다. 식이 평가를 통해 현재 내 식습관 상태를 확인해 보자.

전문 영양사가 시행하는 식이 평가로는 24시간 회상법과 3일간의 식사 기록법이 있다. 24시간 회상법은 대상자에게 24시간 동안 먹은 음식을 질문해 가장 최근에 먹은 음식부터 회상하게 하는 것이다. 음식 준비 방법, 종류와 양, 음료나 간식 섭취 유무 등을 상세하게 물어 기록한다. 3일간의 식사 기록법은 3일 동안 대상자가 섭취한 음식을 그때그때 기록하고 제출하게 하는 방법이다. 마찬가지로 상세한 기록이 필요하다. 머릿속으로 곰곰이 생각하며 대답하는 것보다 그때그때 직접 적다 보면 내 식습관을 직면할 수 있어 효과적이다.

일일 식사 기록 시 시간을 반드시 적자. 예를 들어 아침 7시에 식사를 시작해서 7시 30분까지 먹었다면 종료 시점도 포함하여 적는다. 그다음 무엇을 먹었는지 구체적으로 적는다. 중간에 섭취한 간식의 양, 수분 섭취량 등도 꼼꼼히 적자. 이렇게 꾸준히 기록하다 보면 내 식습관의 패턴을 알 수 있다. 영양소의 불균형, 식사 시간의 불규칙함 등을 파악해 개

| 일일 식사 기록표

		식사 시간	음식
아침	시작 :		
	종료 :		
점심	시작 :		
	종료 :		
저녁	시작 :		
	종료 :		
간식	시작 :		
	종료 :		

선하려고 노력하자. 식단 관리 앱 등을 이용해 사진으로 기록하는 것도 좋다. 일일 식사 기록표를 일주일 동안 작성한 후 전문 영양사에게 상담을 받는 것도 추천한다. 다량 영양소(탄수화물, 지방, 단백질), 미량 영양소(비타민, 미네랄 등), 물 섭취량 등의 분석을 통해 조언을 받을 수 있다.

바로 알고 실천하는 자연식물식

생활습관 중 식습관은 만성 질환에 큰 영향을 미치기에 중장년층에 들어서면 자연식물식에 대한 관심이 점점 높아진다. 자연식물식이란, '동물성식품과 식물성기름(식용유), 설탕(정제당류)을 배제하거나 최소화한 식단(전체 칼로리의 5%를 넘지 않는 수준)'을 말하며 보통 과일, 채소, 통곡물류로 구성된다.

인간에게 자연식물식이 유리한 이유를 진화적 관점에서 접근하기도 한다. 200만 년 전 존재했던 호모에렉투스 종은 두뇌의 용적이 컸다. 또한 턱 구조와 이빨이 발달했는데, 주로 육식을 했을 것으로 추정된다. 육식을 즐기던 호모에렉투스 종은 생존에 실패했다. 현 인류인 호모사피엔스 종은 채식에 가까운 생활을 했고, 육류는 한 달에 한두 번 사냥을 통해 섭취했다고 전해진다.[35] 채식 위주로 생활하던 호모사피엔스 종은 농경생활을 시작하면서 식생활이 바뀌었다. 채집과 사냥을 위해 끊임없이 신체활동을 하다가 음식을 저장하는 기술이 발달하자 움직이지 않아도 언제든 배불리 먹게 된 것이다. 이러한 식습관이 지금까지 이어지고 있다.

호모사피엔스 종의 소화기관은 초식동물의 위장과 비슷하다. 채식은 음식물이 30분이면 소화된다면 육식은 12~72시간이 걸린다. 초식동물과 비슷한 위장 구조를 지닌 현 인류가 육류 및 가공식품을 먹으면서 소화흡수에 문제가 생겼다는 가설은 꽤 타당해 보인다.[36] 건강을 위해서 다시 자연식물식 위주의 식습관으로 돌아갈 필요가 있는 것이다.

자연식물식의 장점 [37]

❶ 심혈관 질환, 2형 당뇨병, 비만 및 특정 유형의 암 예방 및 효과

❷ 임신과 수유, 유년기, 노년기까지 생애주기 모든 단계에 안전

❸ 섬유질과 폴리페놀 함량이 높은 음식은 장내 미생물군과 질병 관리에 도움

❹ 항염증 기능을 가진 대사 산물 생성

　자연식물식은 완전식품을 권장한다. 완전식품은 사과, 당근처럼 단일 성분 식품을 말한다. 가공을 최소화한 것이다. 식품을 가공하면 영양소가 파괴되거나 유해하게 변하는 경우가 있다. 예를 들어 생으로 먹는 사과를 완전식품이라 한다면, 사과소스-사과주스-사과튀김으로 가공할수록 영양소는 줄어든다.

　또한 동물성식품보다 식물성식품을 권장한다. 채소류, 과일류, 콩류, 통곡물류, 견과류 등을 예로 들 수 있다. 식물성식품에는 천연 식물 영양소(phytochemicals)가 포함되어 있다. 이 영양소에는 암, 심장 및 뇌혈관계 질환을 예방하는 성분이 10만 개가 넘는 것으로 추정된다. 당뇨병, 심장병, 고혈압, 고콜레스테롤 등을 예방하거나 관리하는 데 도움을 준다. 만성 질환 초기인 경우 질환을 역전시켜 이전으로 회복될 수 있다는 연

구도 꾸준히 보고되고 있다.

  한국인은 상대적으로 자연식물식 섭취량이 서양인보다 많은 편이다. 김치와 나물을 즐겨 먹기 때문이다. 하지만 김치는 나트륨 함량이 높다. 자연식물식을 하더라도 안 좋은 음식을 함께 먹으면 효과는 떨어진다. 채소에 설탕, 참기름, 들기름 등을 많이 넣으면 자연식물식 효과가 반감되고, 채소를 볶거나 튀기면 영양소 파괴가 일어난다. 되도록 완전식품, 즉 자연 상태 그대로 먹는 것이 자연식물식의 핵심이다.

食 03   가장 중요한 것은 다양하게 먹기

어렸을 때 좋아하는 음식만 편식한다며 혼난 기억은 누구에게나 있을 것이다. 어릴 때만 그랬다면 다행이지만 지속적으로 편식을 하면 영양소 불균형으로 신체 구성과 생리적 변화에 문제를 일으킬 수 있다. 특정 영양소의 과잉, 부족이 누적되면 모두 문제다. 식품 관련 공신력 있는 기관들에서 제안하는 식습관을 살펴보자.

2011년 미국 농무부에서 제안한 '나의 접시(USDA's My Plate)'는 일일 칼로리 섭취 도구인 음식 피라미드를 수정해 정립한 미국인을 위한 식이 지침이다. 과일, 채소, 곡물, 단백질로 이루어진 한 접시 식단을 권장한다. 단백질 식품 중 동물성 단백질(쇠고기, 돼지고기, 닭고기, 달걀, 치즈)은 콜레스테롤 함유량이 높으며 포화지방을 포함하기에 많은 양을 지속적으로 섭취하는 것은 피해야 한다.

2011년 하버드 공중보건대학에서 발표한 '하버드 건강식 접시'는 채소, 과일, 통곡물, 건강한 단백질, 건강한 기름, 물을 권장하고 있다. 앞서 소개한 나의 접시와 유사하지만 통곡물 섭취, 건강한 단백질을 강조한다. 감자튀김을 포함하지 않은 다양한 채소류, 다양한 색깔의 과일을 충분히 섭취하길 제안하며, 현미, 퀴노아, 통곡물빵, 통곡물 파스타 등

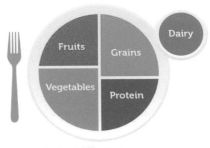

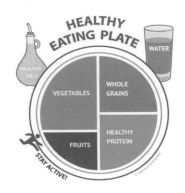

을 권한다. 건강한 단백질로는 생선, 가금류, 콩, 견과류를 권하며 가공식 단백질, 붉은 육류, 치즈 등을 제한한다. 또한 가당 음료를 피하고, 물, 차, 커피는 적정량 마시길 추천하며, 조리용이나 샐러드 소스로는 올리브유, 카놀라유와 같은 식물성 기름을 사용하길 권한다.

우리나라는 2021년 보건복지부, 한국영양학회에서 한국인 영양소 섭취기준을 활용한 식품구성자전거를 발표했다. 고기, 생선, 달걀, 우유, 유제품 등을 포함하고 있으며 앞서 소개한 2가지 식단 중에서는 미국 농무부 나의 접시와 유사하다. 접시가 아닌 자전거로 표현한 것은 규칙적인 운동을 강조하기 위함이다. 물론 문화적 차이 등으로 나라마다 권장하는 건강식에는 차이가 있으며, 질환의 유무에 따라서도 개개인마다 다르게 조절해야 한다. 어떤 사람에게 필요한 영양소나 음식이 다른 사람에게는 해가 될 수 있다. 소개한 권장 사항을 참고해 나만의 맞춤 식단을 짜 보자.

| 식품구성자전거(한국인 영양소 섭취기준 활용, 2021) [40]

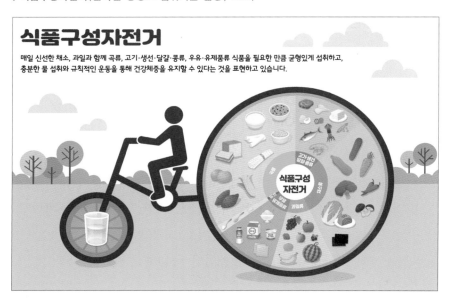

食 04　평소 먹는 양보다 20% 적게 먹자

장수와 관련한 연구에서 절식은 과학적으로 증명된 방법으로 다뤄진다. 절식은 평소 섭취량의 20~25%을 줄여 식사하는 방법을 말하며 칼로리 제한이라고도 한다. 이는 동물 실험에서 수명을 20~30% 증가시키는 것으로 나타났다.

절식이 장수에 왜 도움이 될까? 소화 기관에 부담을 덜 주기 때문이다. 기계도 많이 쓰고 오래 쓰면 낡고 고장이 난다. 사람과 기계를 단순하게 비교하기는 힘들지만, 사람도 노화를 겪으며 소화, 흡수, 배출 기능이 떨어진다. 음식 섭취량이 줄면 위장이 일을 덜 하기에 대사 기능에 무리를 덜 주어 소화기관을 보호할 수 있다. 과식해서 숨쉬기도 힘든 경험이 있을 것이다. 위장에 무리를 주면 탈이 난다. 습관적으로 과식한다면 소화기관은 기능이 떨어지거나 문제가 생길 수밖에 없다.

물론 절식이 다 효과적인 건 아니다. 마르거나 기운이 없는 상황에서의 절식은 사용할 수 있는 에너지의 양을 더 줄인다. 이런 경우라면 적절한 영양 보충을 통해 근육 단백질을 만드는 데 도움이 되는 동화작용이 일어날 수 있도록 해야 한다. 동화작용이 저분자를 고분자로 합성하는 것이라면(증량), 이화작용은 반대로 고분자를 저분자로 분해하는 작용을 말한다(감량). 현대 사회에서는 음식을 풍족하게 먹어서 만성 질환에 노출되는 경우가 흔하기에 이화작용을 촉진시키는 절식이 필요하다.

당뇨병, 고혈압, 이상지질혈증, 뇌혈관 질환, 심장병 등 만성 질환은 적절한 식습관의 변화가 필요하다. 개인마다 신체 기능과 영양 상태가 다르기에 절식을 하면 무조건 좋은 건 아니지만, 비만이나 대사증후군으로 이어진 경우라면 절식을 충분히 고려해야 한다. 특정 시간 동안 음식을 먹지 않는 간헐적 단식의 효과는 익히 알려져 있지만 부작용 또한 있다(175쪽 참고). 40~50대는 간헐적 단식보다 칼로리를 20% 내외로 줄이는 절식으로 식습관을 개선하길 바란다. 음식량을 급격하게 줄이거나 굶는 것은 건강에 유해하니 천천히 조금씩 바꿔 나가자.

적색육, 가공육, 가공식품 섭취를 줄이자

적색육(돼지고기, 쇠고기, 양고기 등)과 가공육(햄, 소시지) 같은 동물성 단백질을 과하게 섭취하면 암 발생률이 높아질 수 있다는 연구 결과가 있다. 동물성 단백질은 체내에서 인슐린 및 인슐린 유사 성장인자(IGF-1) 분비를 촉진시킨다.[41] 이 두 물질은 세포 성장을 촉진시키는 역할을 하는데, 암세포는 성장 촉진 자극에 민감하며, 정상 세포에 비해 빨리 성장하는 특성이 있다. 적색육은 특히 대장암을, 가공육은 위암, 결장암, 췌장암, 전립선암 등을 유발할 수 있다. 가공육에는 아질산나트륨, 질산칼륨, 질산나트륨과 같은 발암 물질이 함유되어 있으며, 미국 암협회에서는 이를 1군 인체 발암 물질로 분류하고 있다.

1군 인체 발암 물질(미국 암협회) [42]

– 아세트알데히드(알코올 음료 섭취로 인한), 알코올 음료의 에탄올

– 전리 방사선(모든 유형), 철강 작업(작업장 노출)

– 가죽 먼지, 실외 대기오염(및 그 안의 미세 물질)

– 가공육(소비육)

– 담배 연기(간접), 흡연

적색육을 굽거나 튀기면 최종당화산물(advanced glycation end-product,

AGE)이 증가한다. 최종당화산물은 당화된 단백질 또는 지질의 대사물을 말하며, 이는 만성 질환(당뇨병, 만성 신장 질환, 죽상동맥경화증)과 알츠하이머, 노화를 야기시킬 수 있다.[43] 고기가 먹고 싶을 때는 수육처럼 익혀서 먹는 게 낫다. 습기와 낮은 열로 익히면 최종당화산물이 적게 발생하기 때문이다. 하지만 가급적 적색육, 가공육은 적당량만 섭취하자.

음식은 가볍게 조리할수록 영양소가 유지되고, 소화 기관에 무리도 적게 미친다. 가공될수록 영양 성분이 변하며, 화학첨가물이 함유되기 때문에 인체에 해롭다.

탄수화물은 우리 몸의 주 에너지원으로 쓰인다. 탄수화물은 소화 과정에서 당분으로 분해되고 혈액에 흡수되며 이는 인슐린이라는 호르몬을 통해 조절된다. 분해되어 흡수된 당분은 근육이나 간에 쌓여 지방이나 글리코겐으로 저장된다. 저장된 글리코겐은 필요할 때 에너지로 사용된다. 혈당이 급격하게 상승하면 조절을 위해 인슐린이 분비되는데, 혈당 상승이 심하면 인슐린은 지방 형태로 저장되고 비만과 대사증후군으로 이어져 만성 질환에 노출될 수 있다.

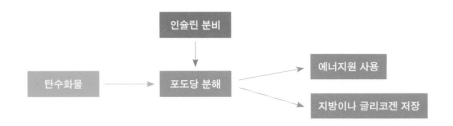

탄수화물은 단순 탄수화물과 복합 탄수화물로 나뉜다. 우리 몸은 대사 과정에서 포도당(1차 에너지원)을 사용하기에 탄수화물을 잘게 나누어 포도당 단위까지 분해해야 한다. 단순 탄수화물은 구조상 빠르고 쉽게 분해되기에 혈당을 빠르게 올린다. 반대로 복합 탄수화물은 효소 작용을 통해 화학 결합을 분해해야 하므로 포도당 흡수를 늦춰 혈당 증가가

❙ 탄수화물 종류에 따른 음식

단순 탄수화물이 많은 음식	복합 탄수화물이 많은 음식
백미밥 백색빵, 케이크 아이스크림 사탕, 초콜릿 콜라, 사이다 등	현미밥 과일, 채소 콩류 견과류 등

급격하게 일어나지 않는다. 따라서 단순 탄수화물을 제한하고, 복합 탄수화물을 섭취를 늘려야 하는 것이다.

정제란, '불순물을 제거하여 순수하게 하다'라는 의미로 정제 탄수화물은 탄수화물 속 섬유질을 제거하고 주로 당질만 남은 식품에 많으며 단순 탄수화물과 식품과도 여럿 겹친다. 밀가루로 만든 빵, 국수, 라면이 대표적이며 설탕과 액상과당도 정제 탄수화물 식품에 해당한다. 이는 인슐린 분비를 늘려 당뇨, 비만에 걸릴 확률을 높인다.

한국인은 주식으로 주로 쌀밥을 먹는다. 단순 탄수화물이자 정제 곡물인 백미는 영양분 함량이 현미의 5%에 불과하다. 현미는 정제되지 않았기 때문에 거칠고 단단하며, 현미밥을 먹을 땐 여러 번 씹어야 한다. 현미밥에 포함된 복합 탄수화물은 분해 과정이 오래 걸리고, 그만큼 포만감을 높여 과식을 막는다. 현미에는 식이섬유가 풍부해 변비 예방에도 좋으며 단백질, 지방산, 비타민 B군 영양소가 골고루 포함되어 있다. 현미에 콩, 보리, 수수, 팥, 조 등을 넣은 잡곡밥으로 권한다. 잡곡밥으로 9가지의 필수 아미노산을 섭취할 수도 있다.

단순 탄수화물과 정제된 곡물은 혈당 상승을 쉽게 일으킨다. 이에 따라 인슐린 분비가 촉진되면 인체는 물과 소금을 더 머금으려 한다. 이 상태로 오래 앉아 있거나 움직이지 않으면 팔다리가 퉁퉁 붓는다. 또한 밤에 소변을 보기 위해 잠에서 깨게 되고 이는 수면의 질을 떨어뜨린다. 제대로 자지 못하면 일상에서 쉽게 스트레스가 쌓인다. 이어서 스트레스 해소를 위해 단맛이 있는 단순 탄수화물을 찾게 된다. 악순환이 이어지는 셈이다. 당뇨, 비만, 고혈압 등 만성 질환을 줄이고, 좋은 컨디션을 유지하기 위해 복합 탄수화물을 늘리는 식단으로 서서히 바꿔 보자.

食 07 　클린 피프틴(Clean 15) 농산물을 챙겨 먹자

2004년부터 매해 미국의 비영리 환경 단체인 '환경실무그룹(environment working group, EWG)'은 농산물 살충제 쇼핑 가이드를 발표한다. 사람들이 많이 먹는 과일과 채소에 함유된 살충제를 교육하고 농산물을 살 때 선택을 돕기 위함이다. 2024년 가이드를 통해 잔류 농약이 적은 농산물인 '클린 피프틴(clean 15)'을 발표했다.

클린 피프틴 농산물 [44]

❶ 아보카도

❷ 스위트콘

❸ 파인애플

❹ 양파

❺ 파파야

❻ 완두콩(냉동)

❼ 아스파라거스

❽ 허니듀 멜론

❾ 키위

❿ 양배추

⓫ 버섯

⑫ 망고

⑬ 고구마

⑭ 수박

⑮ 당근

　자연식물식을 잘 챙겨 먹는 것도 중요하지만 농약 등 유해물질이 적은 것을 고르거나 잘 씻어서 먹는 것도 중요하다.

　우리나라에서는 농림축산식품부에서 유기농 식품을 인증하고 소개한다. 유기농 식품이란, '합성 농약과 화학 비료 따위의 현대의 합성 물질들을 수반하지 않는 농법으로 생산한 식품'을 말한다. 유기농 식품 인증 마크가 표기된 식재료를 추천하며 먹을 땐 잘 씻고, 가볍게 조리해서 유해 물질을 최소화하자.

▌유기농 식품 인증 마크(농림축산식품부) 45

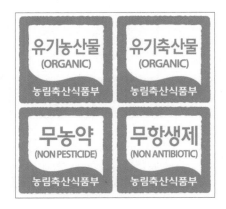

食 08 미량 영양소의 중요성을 익혀 두자

영양소는 크게 다량 영양소(탄수화물, 지방, 단백질)와 미량 영양소(비타민, 미네랄)로 나눌 수 있다. 미량 영양소(micronutrient)는 인체에 적은 양이 필요하지만 성장 발달에 중요한 역할을 한다. 결핍 시 대사 과정에 불균형을 유발할 수 있다. 비타민, 미네랄을 섭취할 때 신체에 어떤 역할을 하는지 이해하고 영양제보다 음식으로 챙겨 먹도록 노력하자.

| 비타민과 미네랄의 역할 및 공급원 [46]

비타민 종류	역할	공급원
티아민(B1)	에너지 생산 시 보조 효소로 작용	맥주 효모, 현미(쌀눈), 밀 눈, 두유, 콩, 버섯
리보플라빈(B2)	해독 기능, 세포 분화와 성장에 관여	녹색잎 채소
니코틴산(B3)	세포 호흡, 당 분해, 지질 합성에 관여	버섯, 어류(참치), 간, 콩류, 땅콩, 옥수수
엽산(B9)	세포 대사, 적혈구 생성에 관여	간, 밀, 통곡물, 콩류, 녹색잎 채소, 해조류, 과일류
코발라민(B12)	핵산 합성, 영양소 대사에 관여	간, 조개, 굴, 게
비타민 A	눈의 망막 색소 구성, 세포 분화와 성장을 도움	간, 생선 기름, 녹황색 채소(브로콜리, 당근), 오렌지
비타민 C	항산화 효과, 콜라겐 합성, 면역력 강화	피망, 고추, 브로콜리, 시금치, 토마토, 감자, 딸기, 감귤류, 키위
비타민 D	뼈 형성에 도움	식물성 기름, 콩류, 견과류

비타민 E	항산화 효과, 혈액 순환	맥아, 식물성 기름, 녹색잎 채소, 견과류
비타민 K	혈액 응고 작용	간, 식물성 기름, 시금치, 케일, 양배추, 콜리 플라워
칼슘	뼈, 근육 형성과 유지	다시마, 마른새우, 아몬드, 콩류, 시금치, 무 청, 귤, 달래, 근대
마그네슘	뼈, 대사, 신경, 근육 신호 전달	통곡물, 두부, 견과류, 콩류, 녹색 채소
아연	핵산 합성, 면역력 강화, 세포막 구조, 성호 르몬, 정자 생산에 관여	귤, 조개류, 간, 콩류, 밀겨
요오드	대사 조절	천일염, 김, 다시마, 미역, 두부

섬유질이 풍부한 음식으로 변비를 예방하자

탄수화물을 구성하는 성분 중 섬유질(식이섬유, 섬유소)은 식물의 세포벽 성분을 지칭한다. 보통 사람의 소화 효소로는 잘 분해되지 않는 특성이 있어 일부는 소화되지 않고 배출된다. 따라서 섬유질은 대변량을 증가 시키며, 대변의 수분 함유량을 높여 배설물을 딱딱하지 않게 만드는 역할을 한다. 섬유질이 풍부한 음식을 충분히 먹으면 변비를 예방할 수 있는 이유이다.

섬유질의 이점

- 콜레스테롤 감소

- 변비 예방(장 연동 운동 촉진)

- 혈당 및 체중 관리

- 치질, 당뇨, 대장암, 심장 질환 예방

- 피부 건강

섬유질이 풍부한 음식

- 사과, 수박

- 양배추, 브로콜리, 옥수수, 우엉, 당근, 감자, 시금치, 고구마

- 미역, 다시마, 김

- 현미, 율무, 견과류

섬유질은 물에 녹는지 여부에 따라 두 종류로 나뉜다. 수용성 섬유질은 과일, 채소, 해조류에 많고 불용성 섬유질은 현미, 통밀, 귀리, 보리 등 곡물류 및 견과류에 많다. 불용성 섬유질은 물에 녹지 않기에 섭취 시 물과 함께 먹어야 변비를 막을 수 있다. 불용성 섬유질을 충분한 물과 함께 섭취하면 특유의 흡착 기능을 발휘해 변을 부드럽게 하고 크기를 키운다. 또한 장의 연동 운동을 촉진시켜 소화와 배출 작용을 돕는다.

다만, 불용성 섬유질을 과하게 섭취하면 인체에 흡수되어야 할 영양분까지 흡착해 배출하는 부작용이 있을 수 있다. 따라서 성장기 아동, 청소년은 이를 과하게 섭취하진 말아야 한다. 뭐든 적정량을 먹는 것이 좋다. 참고로 한국인의 섬유질 일일 권장량은 여성 20g, 남성 25g이다.

食 10　음식을 천천히 먹는 습관을 기르자

충치나 입안 염증이 생겨 음식을 먹을 때 고통스러웠던 경험은 누구나 있을 것이다. 당연한 말이겠지만 음식을 맛있게 즐기려면 건강한 치아가 필요하다. 건강한 치아, 잇몸 상태를 유지하기 위해 중요한 건 음식을 먹는 습관이다.

가장 중요한 습관으로는 음식을 삼키기 전에 충분히 씹는 것이다. 인간의 치아는 총 32개로 8개의 앞니는 음식을 끊을 때 사용하고, 4개의 송곳니는 고기 등 질긴 음식을 찢을 때 사용한다. 나머지 20개의 어금니는 음식을 잘게 갈 때 사용한다. 어금니가 많은 이유는 음식을 잘게 갈기 위해 구조화되어 있기 때문이다. 음식을 잘 씹지 않고 삼키면 소화 기관에 무리를 주어 체하기 쉽다. 비교적 씹기 쉬운 채소, 과일, 통곡물류 등도 어금니를 통해 잘근잘근 분해해서 삼켜야 소화가 잘되고 식도와 위장에 부담을 덜어 준다. 치아로 씹는 과정에서는 침(타액)이 나온다. 이에 함유된 소화 효소(아밀라아제)는 소화를 돕고, 점막에서 나오는 항균 효소(라이소자임)은 바이러스, 세균 등을 살균해 면역 증가 효과도 일으킨다.

음식을 천천히 잘 씹는 것은 치매 예방에도 효과적이다. 씹는 동작은 약 8~28%까지 뇌의 혈류량을 증가시켜 뇌신경 세포를 활발하게 만든다. 특히 전두엽 부위의 혈류량 증가는 기억력, 사고력에 도움을 준다.

사람의 위는 음식이 70% 정도 차면 식욕을 억제한다. 보통 위가 70% 정도 차는 데 약 15~20분이 걸린다고 한다. 천천히 씹어 먹으면 포만감을 느껴 덜 먹게 되고, 식사를 빨리하면 포만감을 느끼지 못해 과식으로 이어진다. 식사 시간을 여유 있게 가지며, 음식을 천천히 씹고 즐기는 습관을 들이자.

食 11 　식물성 단백질 섭취량을 늘리자

40~50대가 되면 근감소증(근육량과 근력이 감소하는 상태)이 생기기 쉽기에 단백질 섭취량을 늘릴 필요가 있다. 일반적으로 단백질이라고 하면 육류, 달걀 등의 동물성 단백질을 떠올리지만 채소, 과일, 콩류 등에도 식물성 단백질이 함유되어 있다. 동물성 단백질은 적당량 섭취하면 몸에 이롭지만 과하게 먹을 시 각종 만성 질환을 유발한다. 근감소증을 막기 위해 단백질 섭취량을 무작정 늘리기보다는 식물성 단백질이 함유된 식품을 찾아 먹자.

노화가 진행되면 체내 소화 효소가 줄고 위장 기능이 떨어진다. 동물성 단백질은 식물성 단백질에 비해 소화-흡수-배출하는 과정에서 많은 에너지를 필요로 하기에 소화 기관에 무리를 준다. 소화 기능이 점차 안좋아진다고 느낀다면 동물성 단백질 섭취를 서서히 줄여 나가고자 노력하자. 식물성 단백질에는 필수 아미노산이 풍부해 소화 기관에 무리 없이 하루에 필요한 필수 아미노산을 충족시켜 준다. 성인 기준 일일 단백질 권장량은 체중 1kg당 0.8g으로, 60kg의 성인의 경우 하루 48g의 단백질 섭취가 필요하며 이는 식물성 단백질로 충분히 섭취할 수 있는 양이다. 다음의 표는 식물성 단백질이 풍부한 식품이다.

| 식물성 단백질이 풍부한 식품 [47]

식품(100g 기준)	단백질 함량(g)
서리태	24
렌틸콩	27
땅콩	25.8
아몬드	21.26
햄프씨드	36
퀴노아	14
시금치	2.9
케일	3.3
브로콜리	3

食 12 일일 나트륨 권장량을 지키고 충분히 배출하자

식품의약품안전처가 발표한 2022년 기준 국민 1인당 일일 나트륨 평균 섭취량은 3074㎎으로 세계보건기구(WHO)의 일일 나트륨 섭취 권고량인 2000㎎의 1.5배를 웃도는 수치이다. 우리나라에서는 흔히 찌개, 국물류 등 맵고 짠 요리를 즐겨 먹기에 나트륨을 다량 섭취하게 된다. 이러한 식습관이 지속되면 혈압이 상승하고 이는 뇌졸중, 심근경색, 심부전 등 심혈관 질환과 신장 질환 위험을 높이며, 위암 발병률과 비만 합병증에도 영향을 미친다. 또한 과도한 나트륨 섭취는 칼슘의 흡수를 방해한다. 칼슘은 흡수율이 낮은 영양소인데 나트륨 함유량이 높은 음식을 많이 먹으면 기껏 흡수된 칼슘을 배출시키는 셈이다. 체내 칼슘이 부족하면 뼈, 치아 형성과 유지를 방해해 골다공증을 일으킬 수 있다.

이러한 위험성을 익히 알고 있으면서도 고착된 식습관을 바꾸며 나트륨을 줄이는 것은 쉽지 않다. 흔히 조리 시 사용하는 정제염에는 염화나트륨이 다량 함유되어 있다. 이는 영양소가 없는, 짠맛만 내는 화학물질이다. 당장 입맛을 싱겁게 바꾸는 게 어렵다면 되도록 미네랄 등이 함유된 천연 소금을 사용하자.

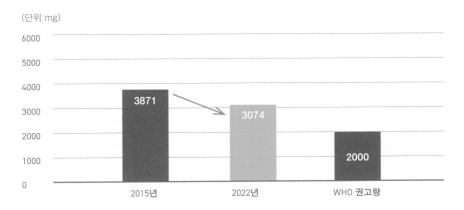

나트륨을 배출시키는 방법도 익혀 두자.

첫째, 하루에 6~8잔의 물을 마시자. 수분을 충분히 섭취하면 소변을 통해 나트륨을 배출할 수 있다. 반대로 과도한 나트륨 섭취는 체내 수분을 배출시켜 탈수 증상을 유발한다.

둘째, 나트륨 배출을 촉진하는 영양소인 칼륨이 풍부한 음식을 먹자. 바나나, 시금치, 감자, 아보카도, 토마토 등을 예로 들 수 있다.

셋째, 땀을 흠뻑 흘릴 정도의 운동을 하자. 땀 속에는 나트륨이 포함되어 있다. 운동을 하면 나트륨 배출을 관장하는 신장 기능이 향상되는 효과도 얻을 수 있다.

치매 예방을 위한 식품을 챙겨 먹자

여러 가지 치매 유형 중 가장 흔한 것은 알츠하이머형 치매(알츠하이머병)로, 2021년 보건복지부에서 진행한 치매 조사 기준 전체 치매 유형 중 76%를 차지했다. 역학 조사 결과 당뇨병 환자에게 알츠하이머가 많이 발생해 '제3형 당뇨병'이라는 별칭이 붙기도 했다. 이에 대한 가설 중 알츠하이머가 뇌세포의 인슐린 저항성으로 인해 발생된다는 주장의 연구가 계속되고 있다.[49] 인슐린 저항성이란, '정상적인 인슐린의 작용에 대해 세포가 반응하지 않는 상태'를 말하며 이러한 증상이 반복되면 고혈당증이 생긴다. 치매의 병리적 원인으로 아밀로이드(단백질 노폐물)와 타우 단백질의 축적이 언급되기도 하는데, 당뇨병 환자의 췌장에서도 아밀로이드 축적 증상이 관찰되는 경우가 흔하다. 여러 연구 결과에 따라 인슐린 저항성이 개선되면 알츠하이머를 예방하고 치료할 수 있다는 근거가 쌓이고 있다.

따라서 치매를 예방하기 위해서는 인슐린 저항성을 유발하는 식품을 멀리해야 한다. 포화지방, 단순 탄수화물, 동물성 단백질 등은 인슐린 분비를 증가시켜 인슐린 저항성을 초래할 수 있다. 결국 과일, 채소, 통곡물류, 견과류 등 자연식물식을 추천하는 바이다.

식물에 많이 함유된 플라보노이드(flavonoid) 성분은 뇌의 혈액 순환과 신경염증 조절을 돕는다. 플라보노이드는 강력한 항산화, 항염증 작용을 하며 항암 효과도 있다. 2021년 하버드대 보건대학원 연구팀이 신경학 저널에 플라보노이드 섭취와 인지 기능에 대한 연구를 발표하기도 했다.[50] 약 77,000명의 중년 성인 남녀를 대상으로 20년간 건강 데이터와 식단 정보를 추적 관찰한 결과, 플라보노이드 계열 성분인 플라본(flavone)은 38%, 플라바논(flavanone)은 36%, 안토시아닌(anthocyanin)은 24%로 인지 기능 관련 병의 발현을 낮췄다고 밝혔다. 해당 연구에서 추천하는 인지 기능에 도움이 되는 음식은 아래와 같다.

▎플라보노이드가 풍부한 음식(효과순)

방울양배추, 딸기, 콜리플라워, 시금치, 참마, 고구마, 블루베리, 늙은호박, 익힌 시금치, 익힌 당근, 복숭아, 살구, 자두, 토마토주스, 피망, 브로콜리, 양배추, 토마토소스, 로메인 상추, 토마토, 자몽, 셀러리, 비트, 양상추, 감자, 오렌지주스, 당근, 사과, 배, 포도주스, 바나나, 오렌지, 양파, 사과주스, 차, 화이트와인, 포도, 건포도, 레드와인

食 14 물 마시는 습관을 개선하자

우리 몸의 약 70%는 수분으로 구성되어 있기에 수분을 충분히 섭취해야 신체 내 대사 작용을 원활하게 유지할 수 있다. 이를 잘 알면서도 커피나 차, 음료 등의 기호식품만 챙겨 먹고 물은 잘 안 마신다면 지금부터라도 물 마시는 습관을 들이자.

물을 마시면 목, 식도, 위, 소장, 대장을 거쳐 체내에 흡수된다. 해당 기관을 거치는 동안 이뤄지는 대사 작용은 다음과 같다.

물이 입안을 거치면서 세균이나 미생물을 쓸려 내려가게 하고, 이는 위에서 위산에 의해 대부분 죽는다. 또한 물은 식도의 연동 운동을 촉진한다. 위에서는 위액을 희석시킨다. 섭취한 물의 약 80%는 소장에서 흡수되고 이는 혈액으로 이동한다. 대장에 이른 물의 일부는 혈액으로 흡수되고, 일부는 대변을 묽게 하는 데 도움을 준다. 이렇듯 체내 장기 기능을 원활하게 하는 데 여러 역할을 한다.

체내를 순환하며 중요한 대사 작용을 하는 혈액과 림프액도 상당량이 수분으로 구성되어 있어 물 섭취는 더욱 중요하다. 혈액은 순환되면서 전신 세포에 영양분을 공급한다. 또한 수분은 세포의 노폐물 운반에 관여하며 땀과 소변을 통해 이를 배출한다. 혈액 순환을 위해서는 수분 공급이 기본 중에 기본이다.

적절한 물 섭취량으로는 하루에 2L를 마셔야 한다고 알려져 있다. 보통 성인이 하루에 약 3.1L의 수분을 체외로 배출하는데, 음식을 통해 1~1.5L의 물을 섭취하므로 1.6~2.1L의 물이 추가로 필요한 셈이다. 일부러 2L씩 마시려고 무리하지 않아도 된다. 또한 갈증을 느낀다고 한 번에 많이 섭취하면 저나트륨혈증이 발생할 수 있다. 이는 현기증, 구역질, 근육 경련 등을 유발한다. 물을 마신 후 2시간이 지나면 흡수되지 않은 양은 소변으로 배출되기 때문에 한 번에 많이보다는 0.5L 이내로 여러 번 나눠 마시는 것을 추천한다. 물을 벌컥벌컥 마시기보다 씹듯이 천천히 마시자.

체내 수분 불균형이 생기면 신진대사 기능에 문제가 생길 수 있다. 체내 수분량이 1%만 부족해도 우리는 갈증을 느끼기에 입 천장과 혀에 물기가 없다고 느껴질 때는 물을 즉시 마시자. 3% 부족하면 식욕과 근력이 저하되고, 20% 이상 부족하면 혼수상태에 빠지거나 심하면 사망하게 된다는 것을 알아 두자.

갈증이 날 때 외에 소변 색깔을 통해서도 체내 수분이 부족한 지 확인할 수 있다. 소변에는 우로크롬이라는 황색 색소가 함유되어 있어 노란색을 띤다. 수분량이 적으면 소변 색깔은 짙은 노란색을 띠고, 수분량이 많으면 옅은 색을 띤다. 소변 색깔은 되도록 무색투명한 것이 좋기에 이를 참고해 수분 섭취량을 조절하자. 여름에 야외활동을 하거나 운동을 많이 해 땀이 날 때는 탈수 증상을 막기 위해 목이 마르지 않더라도 조금씩 자주 물을 마시자.

폐렴, 기관지염, 염증성 비뇨기 질환, 당뇨병, 고혈압, 협심증이 있을 때는 충분히 마시는 게 좋다. 그러나 특정 질환이 있을 때는 물을 많이 마시는 것이 오히려 독이 될 수도 있으니 주의해야 한다. 심한 갑상선기능저하증, 간경화, 신부전증, 심부전, 부신기능저하증이 있을 때는 물을 적게 마셔야 한다.

물도 음식처럼 적절하게 섭취하면 건강에 도움이 되고, 너무 과도하거나 부족하게 섭취하면 문제가 된다. 몸 상태에 따라 조절하자.

커피는 현대인의 필수 기호식품으로 자리잡았다. 커피의 주성분인 카페인은 중추신경계 및 교감신경을 흥분시키는 각성제로 향정신성 약물(psychoactive drug)이다. 적당히 섭취하면 졸음을 쫓는 긍정적인 각성 효과를 일으키고, 체내 노폐물 제거를 위한 이뇨 작용을 돕지만, 과하게 섭취할 경우 일시적으로 혈압을 상승시키고, 잦은 맥박으로 가슴 두근거림을 일으키며, 기분을 들뜨게 하기도 한다. 또한 수면장애, 두통, 불

▎카페인 과잉 섭취 시 부작용(식품의약품안전처) 51

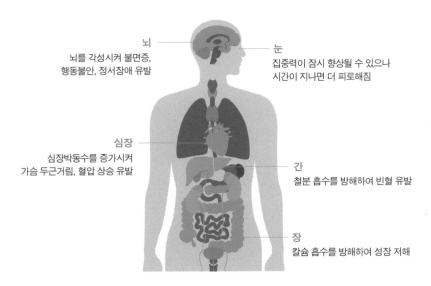

뇌
뇌를 각성시켜 불면증,
행동불안, 정서장애 유발

눈
집중력이 잠시 향상될 수 있으나
시간이 지나면 더 피로해짐

심장
심장박동수를 증가시켜
가슴 두근거림, 혈압 상승 유발

간
철분 흡수를 방해하여 빈혈 유발

장
칼슘 흡수를 방해하여 성장 저해

안, 혈압 상승, 부정맥, 골다공증에 악영향을 준다.

2020년 식품의약품안전처 하루 적정 카페인 섭취량을 성인의 경우 400mg 이하, 임산부의 경우 300mg 이하, 어린이 및 청소년의 경우 체중 1kg당 2.5mg 이하로 제한했다. 커피만을 섭취할 경우 일일 2잔 정도는 괜찮지만 커피뿐만 아니라 녹차, 탄산음료, 가공유류에도 함유되어 있으니 참고하자.

심혈관 질환, 골다공증, 위궤양, 수면장애가 있는 사람과 임신부는 카페인 섭취를 자제해야 한다. 특히 수면장애가 있는 경우 오후 3시 이후에는 커피를 안 마시는 게 좋다. 카페인은 30분 이후에 효과가 나타나며, 4~5시간 정도 각성 효과가 지속된다. 잠자는 시간이 규칙적이라면 잠들기 전 6~7시간 전부터 커피 섭취를 자제하자. 특정 복용약(항우울제, 진통제, 감기약)이 있는 경우 커피와 함께 먹는 건 피해야 한다. 특정 복용약에도 카페인 성분이 있기 때문이다.

커피는 기호식품이다. 여러 연구에서 커피가 건강에 좋다는 결과를 발표하기도 하지만 과도한 카페인 섭취가 좋지 않다는 사실은 명백하다. 일상에 긍정적인 기운을 줄 정도로만 커피를 이용하고, 일일 적정 카페인 섭취량과 커피의 해로운 점도 알고 적절히 섭취해 부작용을 막자.

食 16　음주량을 서서히 줄이자

만성 통증에 시달리는 환자 중 통증을 잊기 위해 술을 마시는 사람이 꽤 있다. 수면장애를 겪는 이들도 잠들기 위해 습관적으로 술을 마시는 경우가 있다. 자기 전 술을 마시면 수면에 들어서는 데는 도움을 줄 수 있겠지만, 숙면에는 방해가 된다.

가볍게 마시는 술은 스트레스를 줄이고 행복감을 높이기도 하며, 사람들과 어울리며 즐길 경우 사교성을 증진시키기도 한다. 하지만 과도한 음주, 습관적 음주는 건강에 아주 해롭다. 세계보건기구(WHO) 산하 국제 암연구소는 알코올을 1급 발암물질로 발표했다. 이는 석면, 방사선 물질과 동일한 등급이다. 알코올의 분해 산물인 아세트알데히드 성분은 활성산소를 생성하며 이는 DNA를 파괴해 잠재적으로 암을 일으킬 수 있다. 구강암, 식도암, 후두암, 간암, 대장암, 직장암, 유방암 등의 원인이 되기도 한다.

주량은 개인마다 다르며, 음주 후 몸의 반응도 개인차가 있다. 회복력이 빨랐던 시절을 생각하며 술을 마시면 건강에 치명적인 영향을 미칠 수 있다. 안 좋은 음주 습관이 굳어졌다면 더 늦기 전에 음주량을 서서히 줄이자.

| 알코올 의존도 자가 테스트(질병관리청) [52]

항목	0점	1점	2점	3점	4점
1. 얼마나 자주 술을 마시는가?	안 마심	월 1회 이하	월 2~4회	주 2~4회	주 4회
2. 술을 마시면 한 번에 몇 잔 정도 마시는가?	소주 1~2잔	소주 3~4잔	소주 5~6잔	소주 7~9잔	소주 10잔 이상
3. 한 번에 소주 1병 또는 맥주 4병 이상 마시는 때가 얼마나 자주 있는가?	없다	월 1회 미만	월 1회	매주	거의 매일
4. 지난 1년간 한번 술을 마시기 시작하면 멈출 수 없었던 때가 얼마나 자주 있었는가?	없다	월 1회 미만	월 1회	매주	거의 매일
5. 지난 1년간 평소 같으면 할 수 있던 일을 음주 때문에 실패한 적이 얼마나 자주 있었는가?	없다	월 1회 미만	월 1회	매주	거의 매일
6. 지난 1년간 술을 마신 다음날 일어나기 위해 해장술이 필요했던 적은 얼마나 자주 있었는가?	없다	월 1회 미만	월 1회	매주	거의 매일
7. 지난 1년간 음주 후에 죄책감이 든 적이 얼마나 자주 있었는가?	없다	월 1회 미만	월 1회	매주	거의 매일
8. 지난 1년간 음주 때문에 전날 밤에 있었던 일이 기억나지 않았던 적이 얼마나 자주 있었는가?	없다	월 1회 미만	월 1회	매주	거의 매일
9. 음주로 인해 자신이나 다른 사람이 다친 적이 있었는가?	없다		있지만, 지난 1년 간 없음		지난 1년간 있음
10. 친척이나 친구, 의사가 당신이 술 마시는 것을 걱정하거나 당신에게 술 끊기를 권유한 적이 있었는가?	없다		있지만, 지난 1년 간 없음		지난 1년간 있음
합계					

- **남성 9점 이상 / 여성 5점 이하** : 적정 음주자

- **남성 10~19점 / 여성 6~9점** : 위험 음주자

- **남성 20점 이상 / 여성 10점 이상** : 알코올 사용장애 추정자

食 17   새로운 음식을 직접 요리해 먹자

40~50대에는 일상이 단조롭다는 느낌을 자주 느낄 수 있다. 평일 아침에 일어나서 출근 준비를 하고 일터로 가 오전 업무 후 점심을 먹는다. 오후 업무를 하고 퇴근해 저녁을 먹고 나서 TV를 보다가 잠에 든다. 주말에는 부족한 잠을 보충하고 느지막이 일어나 미뤄둔 집안일을 하거나 지인을 만난다. 큰맘 먹고 휴가를 내 여행을 가지 않는 한 루틴대로 살아가기 마련이다.

루틴화된 일상에 적응하다 보면 새로운 음식을 접할 기회도 많지 않다. 직접 요리하는 경우도 드물 것이다. 여행지에 가서 새로운 경험을 하면 환기가 되듯, 일상에서도 안 먹어 본 음식을 자주 접하자. 직접 요리하면 호기심, 설렘, 흥분, 에너지 등을 더 크게 느낄 수 있다. 메뉴는 자연식물식이나 건강식으로 준비하는 것을 추천한다. 무리하지 말고 평일 저녁에 한 번, 주말 점심에 한 번처럼 주 2회를 기준으로 계획을 세우자. 음식을 먹은 후 기분은 어땠는지, 메뉴를 정하고, 음식을 준비하고, 식사하고, 치우는 과정이 어땠는지도 생각해 보자.

건강에 대한 관심이 높아지면서 건강식을 즐겨 먹는 사람들이 많아졌다. 직장인 점심 메뉴로 샐러드, 샌드위치, 포케 같은 건강식이 인기를

| 새로운 음식 준비 및 절차 |

항목	기록	
① 일정 계획하기		
② 음식 메뉴 정하기		
③ 음식 재료 구매하기		
④ 음식 재료 손질하기		
⑤ 요리하기		
⑥ 식사하기		
⑦ 뒷정리하기		

끈다. 복합 탄수화물, 식물성 단백질, 불포화 지방, 비타민, 미네랄 등이 함유된 식품인 과일, 채소, 통곡물류, 콩류, 견과류 등을 활용한 메뉴를 즐겨 먹자. 사회생활을 하면서 건강식을 챙기고 싶다면 회사 주변에 건강한 음식을 취급하는 식당 리스트를 찾아 두길 권한다. 출퇴근길이나 동네 산책을 하면서 건강한 식생활을 도와줄 식당을 눈여겨보자.

食 18 컬러푸드를 즐겨 먹자

식단을 구성하는 음식은 균형 있는 영양소 섭취를 위해 무지개 빛깔처럼 다양한 게 좋다. 평소 얼마나 다양한 색깔의 음식을 먹는지 기록해 보자. 식사 후 기분 상태를 기록하는 것도 추천한다. 단순히 배부르기 위한 목적으로만 음식을 대하지 않고 식사 시간 동안 시각, 후각, 미각 등의 다양한 감각으로 즐거움을 느끼길 바란다.

❙ 컬러푸드 섭취 기록표

색깔	예시	즐겨 먹는 음식	식사 후 기분
빨간색	토마토, 파프리카, 딸기, 사과, 고추 등		
주황색	호박, 고구마, 당근, 감, 귤 등		
노란색	바나나, 파인애플, 옥수수 등		
초록색	시금치, 브로콜리, 오이 등		
파란색 & 보라색	블루베리, 가지, 자색 고구마, 적채, 흑미 등		
흰색	마늘, 양파, 무, 배 등		

食 19   식사 시간에 스마트폰을 멀리하자

혼자 밥을 자주 먹는다면 식사하며 스마트폰으로 인터넷 뉴스를 보거나 유튜브 영상을 보는 경우가 많을 것이다. 그러다 보면 음식의 맛을 느끼지 못할 정도로 화면에만 집중하는 자신을 발견할 수 있다. 과식할 위험도 높다. 여러 명이 모여 밥을 먹을 때도 중간중간 습관적으로 스마트폰을 확인하는 사람이 많다. 스마트폰 없는 일상은 상상하기도 어려운 시대다.

2022년 과학기술정보통신부, 한국지능정보사회진흥원이 진행한 스마트폰 과의존 실태조사에 의하면 만 3~69세 중 스마트폰 과의존 위험군은 무려 23.6%였다. 스마트폰 배터리가 부족하거나 사용할 수 없는 상황에 처했을 때 불안함과 초조함을 느끼는 사람은 약 75%에 달했다. 스마트폰 중독은 시력 저하, 수면장애, 거북목, 불안, 우울증 등 신체적, 정신적 건강에 부정적인 영향을 미친다. 다음 테스트를 통해 스마트폰 중독 자가 진단을 해 보자.

스마트폰 중독 자가 테스트(한국과학기술개발원) [53]

☐ 스마트폰이 없으면 손이 떨리고 불안한다.

☐ 스마트폰을 잃어버리면 친구를 잃은 느낌이다.

□ 하루에 스마트폰을 2시간 이상 쓴다.

□ 스마트폰에 설치한 앱이 30개 이상이고 대부분 사용한다.

□ 화장실에 스마트폰을 가지고 간다.

□ 스마트폰 키패드가 쿼티(컴퓨터 자판과 같은 배열) 키패드다.

□ 밥을 먹다가 스마트폰 소리가 들리면 즉시 달려간다.

□ 스마트폰을 보물 1호라고 여긴다.

□ 하루에 스마트폰으로 쇼핑을 2회 이상 한다.

• **3~4개 :** 위험군

• **5~7개 :** 의심

• **8개 이상 :** 중독

　　스마트폰 중독은 건강뿐만 아니라 대인관계, 업무의 질 저하에 영향을 줄 수 있다. 식사 중에는 스마트폰은 멀리하고 온전히 식사에 집중하자. 가능하다면 TV 시청 등 다른 일을 함께 하지 않고 식사에만 집중하는 상황도 늘려 보자.

영양성분표를 살펴보자

가공식품 포장지에는 영양성분표를 반드시 삽입해야 한다. 영양성분표에는 영양성분의 종류, 양, 1일 기준치에 대한 비율이 포함되어 있다. 구체적으로는 탄수화물(당류 포함), 지방(트랜스지방, 포화지방 포함), 콜레스테롤, 나트륨 등을 다루며, 제품에 따라 식이섬유, 칼슘, 비타민 등이 추가된다. 총 함유량이 아닌 1일 영양성분 기준치를 따르기에 칼로리(kcal)나 영양성분 양이 상대적으로 낮아 보일 수 있다.

❙ 영양성분표(식품의약품안전처) 54

영양정보	총 내용량 00g 000kcal
총 내용량당	1일 영양성분 기준치에 대한 비율
나트륨 00mg	00%
탄수화물 00g	00%
당류 00g	00%
지방 00g	00%
트랜스지방 00g	
포화지방 00g	00%
콜레스테롤 00mg	00%
단백질 00g	00%
1일 영양성분 기준치에 대한 비율(%)은 2,000kcal 기준이므로 개인의 필요 열량에 따라 다를 수 있습니다.	

영양성분표에서 잘 확인해야 하는 것은 탄수화물과 트랜스지방 함량이다. 탄수화물은 식이섬유와 당질을 포함한다. 당질은 당으로 구성된 물질로, 영양정보에 적혀 있는 '당류'는 당질(단순당, 이당류, 다당류 등)의 한 종류이다. 당류는 설탕, 과당 등의 단순당만을 뜻한다. 가공식품 영양성분표에는 보통 당질이 아닌 당류로 표현되어 있기에 단순당이 적으니 건강한 식품이라고 오해하기 쉽다. 허나 당질에도 안 좋은 성분이 있기에 이를 놓치면 안 된다. 식이섬유 표시가 따로 없을 경우 탄수화물을 당질이라고 보면 된다.[55]

트랜스지방은 1급 발암물질로 지정된 성분이다. 트랜스지방의 원재료로는 마가린, 쇼트닝, 경화유 등이 있다. 트랜스지방은 0.2g 미만일 때는 0g으로 표기할 수 있으며 그 이상인 경우에는 0.5g 미만으로 표기한다.[56]

나트륨 일일 섭취 권장량은 2,000mg이다. 영양성분표는 성인 열량 섭취 권장량인 2,000kcal을 기준으로 한다. 성인은 1kcal 당 나트륨을 1mg 이하로 섭취하는 것이 적절하다고 판단하면 된다. 가공식품의 영양성분표에는 원재료 성분 중 영어로 표기되어 있는 성분의 함량이 많을수록 화학첨가제가 많이 들어 있는 것이라 판단할 수 있다. 알레르기 반응이 있다면 '알레르기 유발물질, 주의하세요.'라는 부분도 반드시 확인하자.

食 21　　**4050 추천 영양제**

현재 먹고 있는 영양제의 종류와 양, 섭취 방법을 작성해 보자. 언제부터 영양제를 먹었는지, 왜 먹기 시작했는지도 기록하자. 몸에 좋다는 영양제가 정말 내 몸에 좋은지 다시 한번 살펴볼 필요가 있다.

　40~50대 분들의 생활습관을 파악하기 위해 영양제 섭취 유무를 물어보면 대부분 비타민은 먹는다고 한다. 흔히 먹는 영양제로는 비타민 C, 비타민 D, 오메가-3 등이 있다.

▌영양제 섭취 현황 기록표

현재 섭취 영양제	일일 영양제 섭취량	영양제를 언제부터 왜 먹기 시작했는가?

40~50대가 챙겨 먹으면 좋은 영양제로는 유산균, 비타민 D, 오메가-3, 루테인, 칼슘, 마그네슘, 류신 등이 있다. 각 영양제의 효과와 부작용을 함께 알고 복용하자.

| 4050 추천 영양제

종류	주의사항
유산균	장 건강과 변비 예방에 효과적이다. 장내 미생물 환경을 좋게 해 면역력을 향상시킨다. 과다 섭취 시 복부 불편함과 설사를 유발할 수 있다.
비타민 D	비타민 D는 햇빛을 쐬어 얻는 게 좋지만, 실내 생활이 많은 경우 영양제로 보충할 필요가 있다. 뼈 건강 및 자가 면역 질환, 정신 질환 예방에 도움을 준다. 혈중 비타민 D 농도가 과할 경우 칼슘을 배출해 골밀도를 감소시킬 수 있다.
오메가-3	심혈관 질환 예방과 인지 기능 향상, 기억력 개선에 도움을 준다. 혈액 응고 질환자, 임산부, 당뇨병 환자는 복용 전 의사와 상담이 필요하다.
루테인	황반 변성과 백내장 등 눈 질환을 예방한다. 과다 섭취 시 소화장애를 유발하며 피부를 노랗게 변하게 한다.
칼슘	뼈와 치아를 튼튼하게 하며, 근육의 수축과 이완 기능 개선에 중요한 역할을 한다. 과다 섭취 시 변비와 신장 결석을 유발할 수 있다.
마그네슘	뼈 건강, 심혈관 질환 예방, 수면 개선에 도움을 준다. 근육의 수축과 이완 기능 개선에 중요한 역할을 한다. 과다 섭취 시 소화 장애, 저혈압, 부정맥을 유발할 수 있다.
류신	단백질 합성, 혈액 순환, 면역력 강화에 도움을 준다. 과다 섭취 시 간과 신장에 무리를 줄 수 있다.

영양제를 여러 가지 함께 복용하다 보면 때론 더 효과적이기도 하고 독이 되기도 한다. 함께 먹으면 좋거나 나쁜 조합의 영양제를 알아 보자.

| 영양제 조합에 따른 효과 및 주의사항

종류	효과 및 주의사항
비타민 D + 칼슘	비타민 D는 칼슘의 흡수를 돕는다. 다만 골다공증이 있거나 폐경기 여성은 고함량으로 먹을 경우 고칼슘혈증을 유발할 수 있다.
오메가-3 + 코엔자임 Q10	둘 다 지용성으로 함께 먹으면 좋다. 코엔자임 Q10은 고혈압과 고지혈증이 있는 경우 혈압 감소와 항산화제로 작용한다.
칼슘 + 마그네슘	칼슘과 마그네슘은 2:1 비율로 먹으면 효과가 좋다. 시간 차를 두고 먹는 것이 좋다.
루테인 + 비타민 A	둘 다 눈 건강에 좋은 영양제이나 과다 복용할 경우 설사와 구토를 유발할 수 있다.
칼슘 + 철분 마그네슘 + 철분	함께 복용하면 서로의 흡수를 방해하는 영양제이다.

영양제는 과도하게 섭취 시 부작용이 생길 수 있으니 질환이 있는 경우 반드시 의사, 약사와 상담 후 복용해야 한다. 다양한 음식을 통한 영양 섭취를 가장 추천하지만 때론 영양제로 보충해 질환 예방 및 건강 관리를 해 보자.

4050의 다이어트는 달라야 한다

목, 어깨, 허리, 팔, 다리 등 관절 및 근육의 재활을 위해 상담하러 온 환자 중 체중 감량도 함께할 수 있는지 물어 보는 경우가 많다. 과체중, 비만일수록 관절이 하중을 더 받기에 재활 회복에 시간이 오래 걸리더라도 안전한 다이어트는 필수로 동반되어야 한다.

비만은 각종 대사 질환을 일으켜 사망률을 높이는 질병이다. 흔히 젊을 때는 건강적인 문제보다는 미용적인 관점에서 다이어트에 관심을 둔다. 과하게 절식하고, 심하게 운동할 경우 눈에 보이는 효과는 클지 몰라도 건강을 해칠 우려가 있다. 우선 여러 가지 다이어트 방법의 원리를 알고 지금 본인의 건강 상태에 적합한 방식을 고려해야 한다.

다이어트 방법의 종류는 수없이 많고, 유행을 타기도 한다. 40~50대에게는 과연 어떤 다이어트가 적합할까?

과학적인 다이어트 방법 중 간헐적 단식이 꾸준히 주목받고 있다. 식사와 단식(공복) 시간을 일정하게 조절하여 다이어트하는 방식이다. 가장 널리 알려진 16:8 단식은 16시간 공복을 유지하고, 8시간 간격으로 두 끼를 먹는 것이다. 더 극단적으로는 23시간 공복을 유지하고 하루 한 끼를 먹는 23:1 단식도 있다. 간헐적 단식은 오토파지(autophagy) 원리로 다이어트 효과를 설명한다. 오토파지란, '세포가 살아가는 데 있어서

불필요한 세포 구성 성분을 스스로 파괴하는 것'을 말한다. 공복 시간 동안 오토파지가 작동되어 불필요한 세포를 스스로 없애면, 몸의 기능이 원활해져 다이어트에 도움이 된다는 관점이다. 그러나 하루 한 끼만 먹고 굶는 극단적인 방법은 피해야 한다. 심혈관 질환이 있는 경우 하루에 식사가 이뤄지는 시간의 범위가 8시간 이상 10시간 미만이면 심장병이나 뇌졸중으로 인한 사망 위험이 66% 높았다는 결과가 있다.[57] 심혈관 질환이 있는 40~50대의 경우 체중 관리를 위해 식사 횟수를 줄이고 공복 시간을 오래 유지하는 간헐적 단식은 부정적인 결과를 초래할 수 있다. 식단이 부실해지기 쉽고, 단식 시간이 길어지면 근육이 분해되어 포도당을 합성하기에 근손실도 증가할 수 있다.

40~50대의 가장 적합한 다이어트로는 자연식물식을 권하고 싶다. 자연식물식은 소화 흡수가 빠르고, 소화기관에 부담을 주지 않는다. 다량 영양소와 미량 영양소까지 골고루 섭취할 수 있다. 부작용도 덜 하니 지속 가능한 다이어트 방법이다. 하지만 현실적으로 단번에 자연식물식으로 바꿔 유지하는 건 쉽지 않다. 체중 감량을 위해 채소, 과일, 통곡물류 등으로 식단을 조금씩 바꿔 나가자.

40~50대는 개인마다 건강 상태, 특히 영양 상태와 식습관이 다르다. 그래서 노화도 개인차가 점점 심해진다. 동창 모임에 가면 어떤 친구는 젊어 보이는데 다른 친구는 세월이 야속하리만큼 늙어 보일 것이다. 40~50대는 날씬하면 젊어 보인다는 공식이 꼭 성립되지 않는다.

최근에는 오히려 약간의 과체중, 비만이 더 건강하다는 비만 생존 역설(obesity survival paradox)이 언급되기도 한다. 개인의 몸 상태에 관심을 가지며 안전하고 건강한 다이어트를 하는 데 초점을 맞추자.

체형 교정의 시작, 바른 호흡

호흡은 평소 자율신경계의 영향을 받기 때문에 의식하지 않아도 자연스레 일어난다. 호흡에 관여하는 근육은 주로 척추, 갈비뼈, 가슴뼈 주위에 있으며, 이 근육들은 체형을 바르게 유지하고 척추를 안정적으로 잡아주는 역할을 한다. 우리는 매일 2만 번가량의 호흡을 하기에 잘못된 방식으로 숨을 쉴 경우 신체에 여러 영향을 준다. 대사 불균형이 일어나며 척추가 불안정해지고, 체형이 좋지 않게 변화한다.

틀어진 체형은 호흡에 영향을 미쳐 악순환을 야기한다. 구부정하게 앉아 오랜 시간 좌업생활을 하는 사무직은 거북목, 굽은 등, 둥근 어깨(round shoulder), 척추 문제가 발생할 확률이 높다. 앞쪽 목에 있는 흉쇄유돌근, 가슴근육(대흉근, 소흉근), 늑간근(갈비뼈 사이근)이 짧아지며, 들숨으로 흉곽을 늘릴 때 가슴뼈, 갈비뼈 움직임이 제한된다. 오래 앉아 있으면 복근도 잘 쓰이지 않기에 날숨을 이용한 복식 호흡도 어려워진다. 이 근육들을 적절히 사용해야 체형 교정에도 도움이 된다.

바른 호흡의 첫 번째 단계는 들숨과 날숨 시 가슴, 갈비뼈, 배의 움직임이 잘 일어나는지 확인하는 것이다. 179쪽 사진과 같이 양손을 각각 가슴과 배에 대거나 갈비뼈 사이에 두고 들숨, 날숨 시의 움직임을 느껴

보자. 들숨에서는 가슴, 갈비뼈가 위쪽과 앞쪽 방향으로 움직이고, 갈비뼈는 좌우로 부풀어 오른다. 이때 배도 앞으로 부푼다. 날숨에서는 반대로 위와 앞으로 부풀었던 가슴, 배가 다시 돌아오고, 갈비뼈 사이가 좁아진다. 가슴, 갈비뼈, 배의 움직임이 제한된 느낌이라면 호흡 패턴이 잘못되었음을 추측할 수 있다.

▎들숨 시 호흡 패턴 확인하기

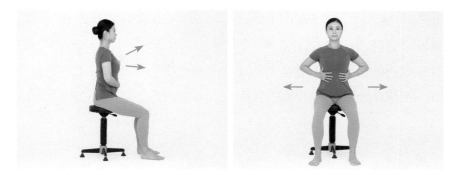

▎날숨 시 호흡 패턴 확인하기

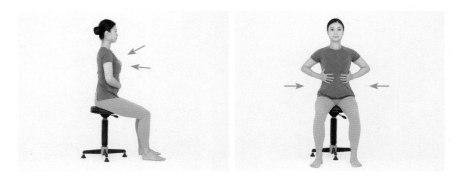

두 번째로는 복식 호흡을 습관화하자. 흉식 호흡은 자율신경계의 영향을 받기에 뇌의 호흡 중추에 의해 자연스럽게 일어나는 반면, 복식 호흡은 대뇌에서 복근을 수축시켜 숨을 깊게 내쉬게 하는 방식으로 우리가 의도적으로 조절할 수 있다. 얕은 호흡을 하거나 평소 복식 호흡을 자주 하지 않는 사람은 내쉬는 시간이 짧다. 이러한 호흡 패턴은 좋지 않다. 일반적으로 들숨과 날숨이 비율이 1:2 정도 되어야 복식 호흡이 자연스럽게 일어난다. 예를 들어, 들숨이 4초면 날숨이 7~8초가 되어야 한다. 반대로 들숨이 8초인데 날숨이 3~4초라면 복식 호흡을 잘못하고 있는 것이다. 처음에 연습할 때 배에 너무 힘을 많이 줘서는 안 된다. 무리하게 내쉬면 오히려 혈압이 오르거나 헐떡거릴 수 있으니 1초씩 늘리겠다는 생각으로 편안하게 숨 쉬자.

7가지 나쁜 자세를 피하자

체형 교정과 재활을 할 때 회복에 변수가 되는 요소가 바로 나쁜 자세 습관이다. 아무리 좋은 치료와 운동을 병행해도 습관적으로 나쁜 자세를 취하면 만성 통증과 신체 불균형으로 고생할 수 있다. 다음의 7가지 자세를 멀리하자.

팔짱 끼기는 팔꿈치를 구부려 가슴 앞쪽으로 포개는 자세이다. 자주 팔짱을 끼면 어깨 관절이 안쪽으로 말리고 굽은 등이 된다. 목도 자연스럽게 앞으로 내밀게 되어 상체를 구부정하게 만든다. 습관으로 굳어지면 거북목, 일자목, 목디스크, 어깨 충돌증후군 등 근골격계 질환을 일으킬 수 있다.

양반다리는 바닥에 앉아 있을 때 무릎과 고관절을 구부리고 포개어 앉는 자세다. 서 있을 때 골반이 뒤쪽으로 기울어진 후방 경사 체형을 보이는 사람이라면 의자에 앉아 있을 때도 양반다리를 취하는 습관을 가지고 있을 확률이 높다. 양반다리는 골반 높낮이의 불균형을 만들어 골반, 척추 틀어짐을 일으킨다. 허리디스크, 골반통증, 고관절 소음증후군의 원인이 된다.

☐ 팔짱 끼기
☐ 양반다리
☐ 다리 꼬기
☐ 짝다리
☐ 다리 모으고 앉기
☐ 다리 벌리고 앉기
☐ 엎드려 눕기

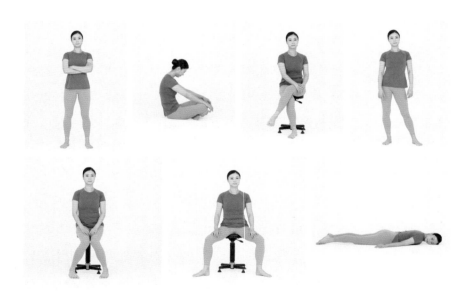

다리 꼬기는 앉아 있을 때 한쪽 무릎을 구부려 반대쪽 허벅지에 올리는 자세이다. 정강이뼈를 포개는 것도 다리 꼬는 자세에 해당한다. 양반다리와 마찬가지로 골반 높낮이 불균형을 만들며 골반 통증, 척추 측만증, 허리디스크를 유발한다. 좌우 비대칭이 생기는 자세 중 가장 안 좋으므로 반드시 피해야 한다.

짝다리는 한쪽으로 치우쳐서 서 있는 자세이다. 근지구력이 부족한 사람은 오랫동안 한 자세를 취하기 어렵다. 특히 서서 일하거나 대중교통에서 서 있을 때 자연스럽게 한 쪽으로 서는 짝다리를 취할 것이다. 이는 한쪽 하체에 하중을 더 실리게 해 무릎 관절염, 골반 불균형에 영향을 미친다.

다리 모으고 앉기는 두 허벅지를 가까이 모은 채 발을 벌리고 앉는 자세이다. 고관절이 안쪽으로 돌아가면서 골반이 전방 경사되기에 허리, 골반에 무리가 간다.

다리 벌리고 앉기는 두 허벅지를 벌린 채 앉는 자세이다. 흔히 남성은 바깥쪽 허벅지 근육이 발달해 다리를 벌려 앉는 성향이 있다. 이렇게 앉으면 고관절이 바깥쪽으로 돌아가면서 골반 후방 경사가 일어나며 이는 허리디스크, 굽은 등에 영향을 준다. 의자에 앉을 때는 허벅지가 11자가 되도록 하자.

엎드려 눕기는 신체의 앞쪽을 바닥에 대고 눕는 자세이다. 이러한 자세로 자면 흉곽이 눌려 호흡하는 데 제한이 있으며, 목을 한쪽 방향으로 돌리게 되므로 목 근육과 관절에 비대칭을 유발한다. 이는 목 염좌, 목디스크의 원인이 된다. 의자에 앉아 있을 때도 책상에 엎드려 눕는 것은 피해야 한다.

7가지 나쁜 자세는 무의식적으로 취하게 되기 때문에 의식적으로 피하려고 노력해야 한다. 하루 중 오랜 시간을 함께 보내는 동료나 가족, 지인과 서로 나쁜 자세를 취했을 때 지적하며 좋은 자세 습관을 가지려 노력하자.

좌업생활자를 위한 바른 앉기 자세

2018년 영국 케임브리지대학, 런던대학 등이 참여한 연구 결과 하루에 총 앉아 있는 시간이 6~8시간 이상이며, TV 시청 시간이 3~4시간 이상일 때 심혈관 질환 발생률과 사망률이 증가한다고 보고했다.[58] 2023년 『국제간호연구저널』에서 발표한 좌식생활 패턴에 대한 연구 결과에 따르면 30분에 한 번씩 일어나 움직여야 건강을 지킬 수 있다고 한다.[59] 앉아서 생활하는 시간이 길수록 건강에 좋지 않다는 걸 인지하자.

사무직 근로자들에게 운동 지도 시 얼마나 오래 앉아서 생활하는지를 꼭 확인한다. 대부분 한 번 앉으면 잘 일어나지 않는다고 답한다. 의식하지 않으면 바쁜 업무 탓에 또는 귀찮다는 이유로 계속 앉아 있게 된다. 30분마다 일어나는 게 힘들다면 1시간에 한 번씩이라도 일어나 잠시라도 걷자.

앉아 있는 시간을 관리하는 것만큼 중요한 것이 바른 앉기 자세이다. 두 발바닥이 지면에 모두 닿게 하고 무릎과 고관절은 90도가 되도록 한다. 두 허벅지 사이를 모으기보단 어깨너비로 띄운 채 11자를 유지한다. 엉덩이는 의자 끝에 닿게 하고, 허리와 등을 등받이에 붙여 앉는다. 이때 시선이 아래를 향하지 않도록 모니터를 눈높이에 맞춘다. 턱은 살짝 당

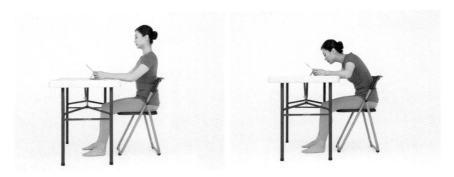

기고 척추를 꼿꼿하게 유지한다. 나쁜 자세 앉기 예시처럼 구부정하게 앉으면 목, 어깨, 허리가 불편해진다. 바른 앉기 자세를 의식적으로 시도하자.

고개를 숙이는 대신 정면을 바라보자

얼굴의 위치에 따라 자세가 바뀌고, 시선만 바뀌어도 눈 주위 근육의 수축이 달라진다. 최대한 똑바로 정면을 바라보는 자세가 좋지만 스마트폰과 컴퓨터 사용이 늘어나면서 고개를 숙이고 있는 경우가 많다. 이는 거북목, 일자목을 유발하며 체형을 구부정하게 만든다. 또한 상체 주요 근육들을 경직시키거나 약하게 해 신체의 불균형을 일으킨다. 상부교차증후군(upper cross syndrome) 역시 흔하게 일어난다.

❙ 상부교차증후군

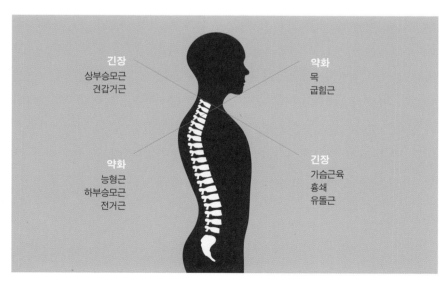

긴장
상부승모근
견갑거근

약화
목
굽힘근

약화
능형근
하부승모근
전거근

긴장
가슴근육
흉쇄
유돌근

상부교차증후군은 측면에서 봤을 때 상체 체형이 X자를 그은 것처럼 긴장되는 근육, 약해지는 근육으로 나뉘는 걸 말한다. 상부승모근, 견갑거근, 가슴근육, 흉쇄유돌근은 긴장되어 뻣뻣해진다. 반면 목 굽힘근, 능형근, 하부승모근, 전거근은 약해진다. 이렇듯 특정 근육 하나의 문제로 체형이 틀어지지 않는다. 앞뒤, 상하, 좌우 짝을 이뤄 여러 근육이 영향을 주고받으며 체형을 변화시킨다. 특정 근육 하나만 풀거나 운동한다고 체형이 좋아지진 않는다.

척추는 수십여 개의 뼈로 구성되어 있고, 뼈 사이사이에서 스프링처럼 충격을 흡수하는 디스크가 존재한다. 이는 척추 뼈가 밀리지 않으면서 서로 부딪히지 않도록 보호하는 역할을 한다. 노화에 의해 탄력을 잃거나 나쁜 자세 습관, 외부 충격으로 인해 디스크가 밀려나 주위 신경을 자극하면 통증이 일어난다. 이러한 증상으로 인한 질환을 허리디스크, 목디스크라 칭한다. 고개를 숙이는 자세는 목디스크의 원인이 된다. 고개를 앞으로 숙이면 디스크는 뒤쪽으로 이동한다. 과도하게 숙인 채 생활하는 빈도가 높아지면 디스크는 하중을 많이 받아 튀어나온다. 튀어나온 디스크가 목 신경을 눌러 팔 저림, 찌릿찌릿함, 근력 약화, 긴장성 두통 등 불편한 증상을 유발하는 것이다. 평소 아랫배에 살짝 힘을 주고, 어깨를 펴고, 살짝 턱을 당겨 바른 자세를 유지하자.

體 05　눈의 피로가 풀리는 온열 마사지

황반변성, 백내장, 녹내장과 같은 노인성 안질환의 발병 연령대가 20~40대로 점점 낮아지고 있다. 일상에서 컴퓨터, 스마트폰, 냉난방기 등을 과도하게 사용하기에 근시와 안구건조증이 늘어나고, 이러한 질병이 심해져 노인성 안질환을 유발하는 것이다.

평소 눈이 쉽게 뻑뻑하고 침침하다면 휴식을 잘 취하는 게 우선이며, 안질환 예방을 위해 눈이 피로할 때마다 손바닥을 비벼 마찰열을 내고 눈에 대는 온열 마사지를 자주 하자. 따뜻한 열이 눈 주위 근육을 이완시켜 혈액 순환이 원활해지고 덕분에 피로가 풀릴 것이다.

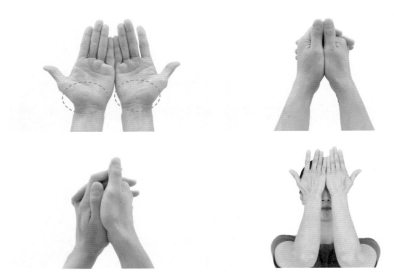

❶ 양 손바닥을 편 채 나란히 모은다.

❷ 엄지를 펴고 나머지 손가락은 깍지를 낀다.

❸ 손바닥 아래 부분에 열이 발생하도록 15~20회 빠르게 비빈다.

❹ 마찰열이 생기면 눈에 갖다 댄다. 5회 반복한다.

긴장성 두통을 완화하는 마사지

긴장성 두통은 지속적인 근육 수축의 결과로 생긴다. 오랜 시간 고개를 숙이고 있거나 구부정한 자세로 앉아 있는 경우, 이를 세게 깨물거나 턱에 과하게 힘을 주는 등 나쁜 습관으로 인해 긴장성 두통이 생길 수 있다. 긴장성 두통과 관련된 근육으로는 흉쇄유돌근, 측두근, 후두하근 등이 있으며 이 근육들을 살살 문지르면 두통을 완화할 수 있다.

| 흉쇄유돌근 마사지

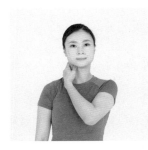 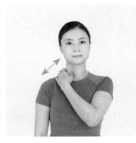 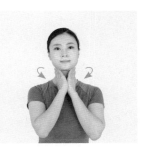

❶ 목을 회전할 때 쓰이는 흉쇄유돌근을 찾아 반대편 손의 엄지와 검지를 올려 꼬집듯 살짝 집는다.

❷ 목 근육을 부드럽게 잡아 누른 채 천천히 아래위로 이동하며 마사지한다. 반대편도 동일하게 실시한다.

❸ 양 손바닥의 위쪽을 흉쇄유돌근에 올린 후 원을 그리며 부드럽게 마사지한다. 20회 반복

한다.

Tip 흉쇄유돌근은 민감한 근육이므로 너무 세게 잡거나 누르지 않는다.

▌측두근 마사지

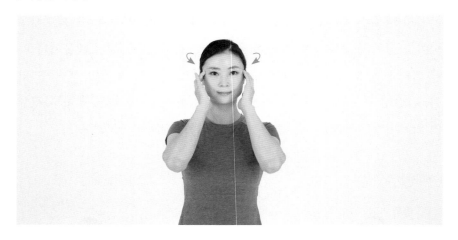

❶ 관자놀이에 양손의 검지, 중지, 약지 끝을 모아 올린다. 이때 이를 악물면 측두근이 수축

하는 것을 느낄 수 있다.

❷ 원을 그리며 측두근을 부드럽게 마사지한다. 20회 반복한다. 특히 아픈 부위를 찾아 집중

적으로 근육을 푼다.

Tip 측두근을 너무 세게 누르지 않는다. 압력이 클 경우 보호 차원에서 근육이 더욱 뻣뻣해

진다.

▎후두하근 마사지

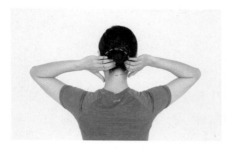 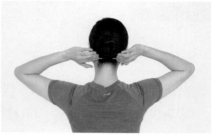

❶ 뒤통수뼈의 가장 튀어나온 뼈를 찾아 바로 옆에 양손의 검지, 중지, 약지 끝을 모아 올린다.

❷ 손끝에 살짝 힘을 주어 옆으로 이동하며 후두하근을 누른다. 화살표 방향으로 천천히 이동하며 마사지한다. 특히 아픈 부위를 찾아 집중적으로 근육을 푼다.

Tip 후두하근은 살짝 힘을 주어 눌러야 근육 이완이 잘된다.

體 07 저작 활동을 위한 턱관절 스트레칭

매일 음식을 먹고 말을 하기에 나이가 들면서 치아와 턱 근육이 약해지는 것은 피할 수 없다. 입을 벌리거나 닫을 때, 음식물을 씹을 때 자주 쓰이는 근육을 잘 이완하고, 턱관절을 강화하는 운동을 꾸준히 하자. 더불어 딱딱하거나 질긴 음식을 즐겨 먹으면 치아와 턱관절이 손상돼 영양 섭취에 제한이 생겨 건강에 악순환이 일어날 수 있음을 명심하자. 부드럽고 연한 음식을 즐기며 천천히 꼭꼭 씹어 먹는 습관을 들이고, 턱관절에 비대칭이 생기지 않도록 양쪽으로 씹으려는 노력도 해야 한다.

저작근 이완 마사지

❶ 양손의 검지, 중지, 약지를 모아 볼 바깥쪽 아래에 올린다. 입을 닫았을 때 저작근이 수축하는지 느껴 본다.

❷ 손끝을 이용해 아래위로 저작근을 가볍게 마사지한다. 뭉쳐 있거나 약간 아픈 부위를 더 푼다.

Tip 부드럽고 천천히 마사지한다. 아플 정도의 통증을 느낀다면 즉시 멈춘다.

턱관절 스트레칭

❶ 입을 천천히 크게 벌린다.

❷ 입을 천천히 다물었다가 벌린다. 5회 반복한다.

666 턱근육 운동

❶ 혀끝을 앞니의 뒤쪽에 살짝 댄다.

❷ 그대로 입을 최대한 벌려 6초간 유지한다. 혀가 이에서 떨어지지 않도록 유의한다. 6회 반
복하는 것을 1세트로 6세트 실시한다.

Tip 아플 정도의 통증을 느낀다면 즉시 멈춘다.

體 08　일상 속 신체활동을 적극적으로 늘리자

2023년 보건복지부가 발행한 『한국인을 위한 신체활동 지침서 개정판』에서는 신체활동을 직업적 신체활동, 여가 신체활동, 장소 이동 신체활동으로 분류하고 있다. 사무실에 앉아서 일을 하거나 반복적인 동작을 하는 노동은 직업적 신체활동이다. 노동에는 구부리거나 비틀면서 작업하기, 무릎을 꿇고 작업하기, 무거운 짐을 운반하거나 당기기, 광범위하게 걷거나 서 있는 작업 등이 포함된다. 운동처럼 체력 개선이나 유지를 목적으로 접근하지 않는 것이 특징으로 운동과 노동은 엄연히 다르다. 노동으로 충분한 운동을 하고 있다고 생각하지 말고 여가 신체활동, 장소 이동 신체활동을 늘려야 한다.

신체활동 지침서에서는 성인은 일주일에 최소 150분 이상의 중강도 신체활동, 75분의 고강도 유산소 운동을 하길 권한다. 근력운동은 각 신체 부위당 주 2회, 1세트당 8~12회를 추천한다. 여가 신체활동을 하기 힘든 상황이라면 걷기, 자전거 타기 등 장소 이동 신체활동 등 일상에서의 움직임을 늘리자.

활동 유형	강도	활동 예시
유산소 신체 활동	중강도	- 빠르게 걷기(6km/h 이상) - 집안일(걸레질, 청소기 돌리기, 욕실 청소 등) - 아이나 반려동물 목욕시키기 - 반려동물과 활발하게 움직이며 놀기 - 등산(낮은 경사) - 자전거 타기(16km/h 미만) - 골프 - 테니스, 배드민턴, 탁구 등 라켓 스포츠 연습 - 가볍게 춤추기(왈츠, k-pop 댄스 연습 등) - 수영 연습 - 스마트 기기를 이용한 게임형 스포츠
	고강도	- 상자나 가구 등 무거운 물건 옮기기 - 달리기 - 등산(높은 경사 혹은 무거운 배낭) - 자전거 타기(16km/h 이상) - 테니스, 배드민턴, 탁구 등 라켓 스포츠 시합 - 격하게 춤추기 - 복싱 - 수영 시합 - 고강도 인터벌 트레이닝 - 크로스핏 - 스피닝
근력 운동		- 계단 오르기 - 팔굽혀 펴기, 턱걸이, 플랭크, 스쿼트, 런지 등 맨몸운동 - 탄력밴드 또는 근력 운동기구를 이용한 운동 - 클라이밍(암벽 등반) - 요가, 필라테스 - 크로스핏

體 09 　안전하게 운동하는 법을 익히자

운동과는 거리가 먼 삶을 살다가 40~50대가 되어 건강 관리 차 운동을 시작했다면, 안전하게 운동하는 법부터 제대로 익혀야 한다. 우선 준비운동(warm-up)-본운동-정리운동(cool down) 세 단계로 나눠서 진행해야 한다는 것을 기억하자. 준비운동을 하지 않고 바로 본운동에 들어가면 몸이 풀리지 않아 효율은 낮고 부상 위험은 높아진다. 각 단계마다 주의사항은 다음과 같다.

준비운동은 본운동에 앞서 몸을 푸는 시간이다. 뻣뻣한 상태에서 갑자기 격렬하게 움직이면 근육과 관절이 제 기능을 못해 삐끗할 수 있기에 반드시 준비운동을 해야 한다. 이때, 동적 스트레칭(dynamic stretching)을 권한다. 가볍게 움직이면서 근육과 관절을 쭉쭉 늘려주는 방법이다. 정적 스트레칭(static stretching)은 가만히 멈춘 상태에서 조금씩 늘리는 방법인데 이는 준비운동으로는 충분하지 않다. 반동을 주는 정적 스트레칭을 하면 오히려 보호 차원에서 근육이 더 짧아지는 근방어가 일어나 긴장 상태가 될 수 있다. 즉, 준비운동으로는 몸을 돌리거나 팔다리를 움직이면서 땀이 조금 날 정도의 동적 스트레칭을 10~15분 정도 하는 것을 권한다.

본운동은 느리게 살살 저강도로 시작해야 한다. 운동 강도를 저강도-중강도-고강도로 나눴을 때 저강도는 말을 하면서 움직일 수 있는 수준, 중강도는 말을 점점 하기 힘든 수준, 고강도는 숨을 헐떡거리는 수준이다. 저강도 운동을 통해 몸이 움직이고 있다는 것을 뇌가 인지할 수 있도록 전달하면 준비운동과 본운동이 자연스레 연결돼 부상을 예방할 수 있다.

정리운동은 본운동에서 몸을 사용하면서 생긴 피로물질을 줄이고, 긴장된 근육을 이완하며, 불균형한 몸을 균형 있게 정리하는 과정이다. 오래 뛰었다면 가볍게 걸으며 마무리하고, 정적 스트레칭으로 근육과 관절을 충분히 늘린다. 준비운동보다 더 중요한 게 정리운동이다. 준비운동은 가볍게 해도 본운동을 저강도로 시작한다면 몸을 충분히 풀 수 있지만, 본운동이 끝난 후 정리운동을 하지 않으면 불균형한 몸으로 일상생활을 하게 되어 문제가 될 수 있다.

근골격계 만성 통증으로 고생하는 이 중 운동을 잘못하거나 무리한 것이 원인인 경우가 꽤 있다. 40~50대는 안전하게 운동하는 습관을 기르고, 건강에 초점을 맞춰 기초체력을 향상시켜야 한다. 20~30대처럼 강렬한 재미와 도전을 주된 목표로 삼고 과격하게 운동하면 몸이 상할 수 있다.

중고강도로 30분씩 유산소 운동을 하자

운동할 때 자신의 체력 수준과 목표 수준을 모르면 효과가 떨어진다. 운동 강도를 저강도-중강도-고강도로 분류했을 때 유산소 운동은 중강도로 할 경우 일주일에 150분 이상, 고강도로 할 경우 일주일에 75분 이상을 권한다. 중고강도의 유산소 운동은 당뇨병, 고혈압, 암 등 만성 질환 위험을 감소시킨다. 땀을 충분히 흘리는 중고강도의 운동이 감속노화에 긍정적인 효과가 있다는 연구 결과가 꾸준히 보고되고 있다. 토크 테스트(talk test)와 운동자각도(rating of perceived exertion, RPE)를 통해 난도를 인지하며 하루 30분씩 땀 흘리는 운동을 해 보자.

토크 테스트는 달릴 때 옆 사람과 대화를 나눌 수 있는지에 따라 운

| 토크 테스트와 운동자각도

운동 수준	토크 테스트(talk test)	운동자각도(RPE)
저강도	달릴 때 옆 사람과 편하게 대화를 나눌 수 있다.	4 이하
중강도	달릴 때 이마에 땀이 살짝 나거나 약간 숨이 차지만 옆 사람과 대화는 가능하다.	5~6
고강도	달릴때 숨이 많이 차서 옆 사람과 대화하기 힘들다	7~8

* 운동자각도 기준 : 1~10 사이. 10으로 갈수록 운동 강도가 높다.

동 강도를 분류하는 간단한 방법이다. 주관적이지만 개인별 운동 수준을 측정하는 목적으로 유용하다. 운동자각도(RPE)는 운동 중 신체의 피로를 수치로 나타내는 주관적 지표로, 1~10 중 1은 휴식할 때처럼 피로 수준이 낮은 상태이며, 10은 개인이 감당할 수 있는 가장 높은 강도이자 수행할 수 있는 최대 능력을 말한다. 운동할 때 운동자각도가 4 이하이면 저강도이고, 5~6은 중강도, 7~8은 고강도라고 표현한다.

운동할 때마다 몸 상태가 다를 수 있기에 주관적으로 운동 강도를 측정할 필요가 있다. 3일 전에는 중강도의 운동 프로그램을 무난하게 수행했지만, 잠이 부족하거나 과업으로 피곤한 상황이라면 같은 수준이 고강도로 힘들게 느껴질 수 있다. 몸을 보호하고 운동의 부정적인 효과를 막으려면 운동 강도를 잘 조절해야 한다. 하나 더, 주말에 몰아서 운동한다면 근골격계 질환을 유발할 수 있기에 평소에 운동 시간을 정해두고 규칙적으로 하는 것을 권한다.

type 2 근육을 강화하자

인체 골격근을 조직 현미경으로 들여다보면 근섬유를 관찰할 수 있다. 섬유의 수축 속도와 힘 생성 정도에 따라 크게 type 1 type 2a, type 2b 근육으로 구분한다. type 1 근육은 상대적으로 빨간색으로 보여 적근 이라 불리고, 수축 속도가 느려 지근 섬유(slow twitch muscle fibres, red muscle)라고도 불린다. type 2a, type 2b는 흰색 근섬유가 많아 백근이 라 불리고, 수축 속도가 빨라 속근 섬유(fast twitch muscle fibres, white muscle)라고도 불린다. type 1 근육은 수축 속도가 느리며 작은 힘을 생 성하지만 일상에서 지속적으로 쓰이는 것이 특징이다. 가벼운 걷기만으 로도 type 1 근육량은 유지된다. 이에 반해 type 2 근육은 빠르고 큰 부

❙ 근섬유의 분류

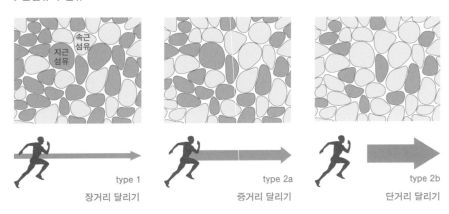

type 1
장거리 달리기

type 2a
중거리 달리기

type 2b
단거리 달리기

| 근섬유 특성 비교

지근	속근	
type 1	type 2a	type 2b
근수축이 느리다	근수축이 빠르다	근수축이 매우 빠르다
피로에 강하다	피로에 빨리 지친다	피로에 매우 빨리 지친다
유산소 운동	무산소 운동	무산소 운동
근지구력 운동	짧은 시간 동안 근력 운동	순간적인 최대 근력 운동

하를 가해야 생성되기 때문에 따로 근력 운동을 하지 않으면 그 양이 점점 줄어든다. 30대 중반부터는 노화에 따라 type 2 근육이 줄어 근감소증을 겪는 이들이 많다. 따라서 40~50대에 type 2 근육을 발달시키지 않으면 팔다리가 가늘어지고, 배만 나오는 체형이 되기 쉽다.

type 2 근육을 사용하는 운동을 하면 근수축이 빠르게 일어나기에 쉽게 피로가 쌓인다. 예를 들어 100m 전력질주를 하고 나면 급격히 피로해진다. type 2 근육을 발달시키려면 가슴 근육, 팔 뒤쪽의 삼두근, 광배근, 엉덩이 근육, 허벅지 근육(대퇴사두근. 햄스트링), 종아리 근육 등 큰 근육 위주로 운동을 해야 한다. type 2 근육을 단련시킬 때 처음부터 너무 무거운 무게로 진행하면 안 된다. 1세트당 12~15회 정도 할 수 있는 무게로 시작한 후 익숙해지면 1세트당 4~6회 정도 견딜 수 있는 수준으로 차차 무게를 늘려나간다. 특별한 근골격계 질환이 없다면 일상적인 운동만 하기보단 큰 근육을 강화시키기 위한 노력을 하자.

손가락 굽힘 근육 스트레칭

체력 측정 시 근력은 흔히 악력기를 사용해 측정한다. 악력과 근력은 비례하기 때문이다. 근력을 키우기 위해 악력기를 사용하는 경우도 많지만, 물건을 떨어뜨릴 정도거나 손힘이 아주 약한 경우가 아니라면 악력기 사용은 권하지 않는다. 손가락 굽힘 근육이 더 짧아져 팔 근육이 뭉치고 몸이 긴장될 수 있다. 우리는 일상에서 키보드 작업, 스마트폰 사용 등을 통해 손가락 굽히는 동작을 많이 하기 때문에 관련 근육이 이미 짧아져 근력이 약한 경우가 꽤 많다. 손가락 굽힘 근육이 짧아진 경우 손목, 팔꿈치, 어깨 등 상체 근육에도 영향을 준다. 손가락 굽힘 근육을 늘리는 것만으로도 전반적인 상체 근육이 이완되어 근력이 좋아진다.

▎손가락 굽힘 근육 스트레칭

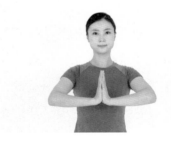 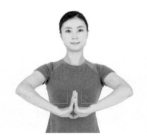

❶ 양 팔꿈치를 구부리고 양 손가락, 손바닥을 마주 댄다.

❷ 양 손가락을 붙인 상태에서 손바닥만 천천히 뗀다. 이때 손가락등과 손등의 각도가 최대 90도가 되도록 근육을 늘린다. 손가락바닥(손가락 굽힘 근육) 부분이 잘 늘어나는지 확인하며 10초간 유지한다. 10회 반복한다.

Tip 스트레칭 시 반동을 주지 않는다. 무리하지 않고 각도를 조금씩 늘려나간다.

體 13 어깨 뭉침이 풀리는 날개뼈 체조

일상에서 어깨 뭉침을 일으키는 자세나 동작은 여러 가지다. 팔을 들거나 뻗는 동작의 반복, 무거운 물건을 들거나 옮기는 행위의 반복, 구부정한 자세로 컴퓨터 작업을 할 때, 만세 자세 또는 웅크리는 자세로 잘 때 등의 상황에서 어깨는 쉽게 뭉친다. 어깨를 위와 앞쪽으로 움직이면 주위 근육이 뭉치고 뻣뻣해지므로 반대 방향인 아래와 뒤쪽으로 풀어줄 필요가 있다. 어깨를 직접적으로 푸는 것도 좋지만 날개뼈(견갑골)를 부드럽게 움직여 중립 위치에 놓아 어깨 주위 근육을 이완하는 것도 추천한다.

▎날개뼈 중립 운동

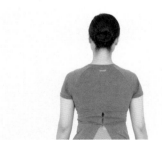 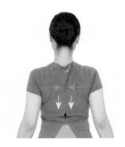

❶ 의자에 앉거나 바르게 선다.

❷ 양쪽 어깨를 뒤로 편 상태에서 날개뼈를 빨간색 화살표 방향으로 모은다. 그 상태에서 노

란색 화살표 방향으로 내리고 3초간 유지한다. 10회 반복한다.

Tip 허리가 젖혀지지 않도록 아랫배에 힘을 주고, 어깨에서만 움직임이 일어나게 한다.

▎ 팔을 아래로 당겨 날개뼈 모으기

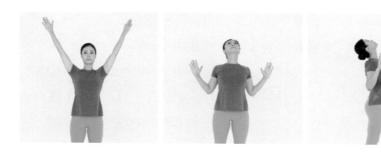

❶ 양팔을 들어 만세 자세를 취한다.

❷ 목을 천천히 최대한 뒤로 젖히며 어깨를 최대한 편다. 이때 양 팔꿈치는 빨간색 화살표 방

향으로 당기며 날개뼈를 모은다. 시선은 대각선 천장을 향한 채 자세를 15초간 유지한다.

10회 반복한다.

Tip 허리가 과도하게 젖혀지지 않도록 아랫배에 힘을 준다. 목을 뒤로 젖힐 때 통증이 있다면
정면을 바라보고 운동한다.

| 體 14 | **오십견을 예방하는 어깨 운동** |

오십견은 흔히 50대에 생기는 어깨 질환으로 동결견(frozen shoulder)이라고도 불리며, 어깨 관절이 얼음처럼 딱딱하게 굳는 증상을 말한다. 팔을 들어 올리거나 뒤로 젖히는 동작에 제한이 생기며, 야간통이 심하고, 움직일 때 통증이 발생해 일상생활에 지장을 준다. 오십견 진단을 받은 경우 병원 치료와 맞춤 운동이 필요하다. 다음은 어깨 주위 근육의 스트레칭과 간단한 운동을 병행해 오십견을 예방하는 방법이다.

ㅣ 어깨 뒤로 돌리기

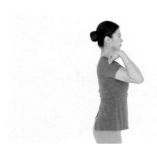 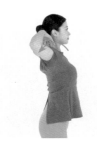

❶ 양 팔꿈치를 구부린 후 손 끝을 어깨 위에 가볍게 놓는다.

❷ 어깨와 팔을 뒤로 움직이며 원을 그리듯 돌린다. 30회 반복한다.

Tip 어깨를 앞쪽으로 돌리지 않고 뒤로만 움직인다. 시선은 정면을 향하고, 고개가 숙여지지 않도록 한다.

┃ 가슴 근육 스트레칭

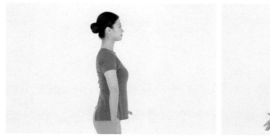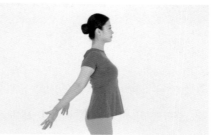

❶ 양팔을 자연스럽게 옆으로 벌리고, 손바닥은 앞쪽을 향하게 한다.

❷ 양팔을 최대한 뒤로 펴고 10초간 유지한다. 10회 반복한다.

Tip 허리가 과도하게 젖혀지지 않도록 아랫배에 힘을 준다.

┃ 어깨 외회전 운동

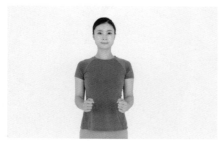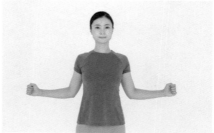

❶ 양팔꿈치를 90도로 구부리고 가볍게 주먹을 쥔 후 몸통 옆에 붙인다.

❷ 팔꿈치를 몸통에 붙인 채 팔을 바깥쪽으로 천천히 벌린다. 최대한 벌린 상태에서 3초간

유지한다. 20회 반복한다.

Tip 몸통에서 팔꿈치가 떨어지지 않도록 잘 유지해야 외회전근이 최대로 쓰인다. 양쪽이 대
칭이 되도록 관찰하며 운동한다.

| 體 15 | **엘보 통증에 효과적인 운동** |

외측상과염(테니스 엘보), 내측상과염(골프 엘보)처럼 팔꿈치(elbow) 주위
에 생기는 질환이 생겼을 때 '엘보 통증'이 생겼다고 표현한다. 흔히 손
목을 많이 쓰는 직업군이나 테니스, 골프 등의 운동을 무리하게 할 때 발
생한다. 평소 팔꿈치 바깥쪽, 안쪽을 푸는 가벼운 스트레칭과 마사지를
자주 하면 엘보 통증을 줄이는 데 도움이 된다.

▌테니스 엘보 스트레칭&마사지(바깥쪽 근육 이완)

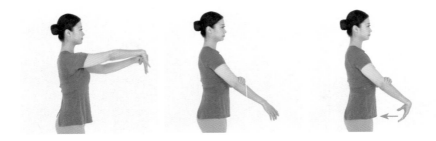

❶ 오른쪽 팔을 쭉 뻗은 후 손등이 앞쪽을 향하게 한다. 반대쪽 손바닥으로 오른쪽 손등을 감
  싼 후 몸통 방향으로 당겨 15초간 유지한다. 10회 반복한다. 반대쪽도 같은 방법으로 실
  시한다.

❷ 팔꿈치가 구부러지는 부위를 기준으로 바깥쪽 근육에 왼쪽의 검지, 중지, 약지 끝을 모아
  올린다.

210

❸ 세 손가락 끝에 힘을 준 채 위에서 아래로 움직이며 마사지한다. 이때 손목을 손바닥 방향 (화살표 방향)으로 당겨 근육을 늘린 상태를 유지한다. 반대쪽도 같은 방법으로 실시한다.

Tip 스트레칭 시 반동을 주지 않고 멈춘 상태에서 부드럽게 늘린다. 근육을 너무 세게 누르지 않고 부드럽게 푼다.

| 골프 엘보 스트레칭 & 마사지(안쪽 근육 이완)

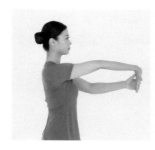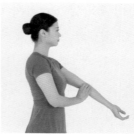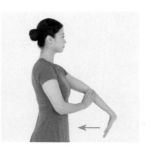

❶ 오른쪽 팔을 쭉 뻗은 후 손바닥이 앞쪽을 향하게 한다. 반대쪽 손바닥으로 오른쪽 손바닥 을 감싼 후 몸통 방향으로 당겨 15초간 유지한다. 10회 반복한다. 반대쪽도 같은 방법으 로 실시한다.

❷ 팔꿈치가 구부러지는 부위를 기준으로 안쪽 근육에 왼쪽의 검지, 중지, 약지 끝을 모아 올 린다.

❸ 세 손가락 끝에 힘을 준 채 위에서 아래로 이동하며 마사지한다. 이때 손목을 손바닥 방향 (화살표 방향)으로 당겨 근육을 늘린 상태를 유지한다. 반대쪽도 같은 방법으로 실시한다.

Tip 스트레칭 시 반동을 주지 않고 멈춘 상태에서 부드럽게 늘린다. 근육을 너무 세게 누르지 않고 부드럽게 푼다.

허리를 튼튼하게 만드는 7가지 코어 운동

인체의 몸통 주위, 특히 허리 척추를 안정적으로 잡아 주는 근육을 코어 근육(core muscle)이라고 부른다. 이는 심부 근육과 표면 근육으로 나눌 수 있고 척추, 몸통뿐만 아니라 엉덩이 근육까지 포함하기도 한다. 이는 직립, 보행, 자세 유지에 큰 영향을 미치기에 꾸준히 강화시켜야 한다. 대표적인 7가지 코어 운동을 통해 해당 근육을 관리하자. 다만 허리 질환으로 통증이 있을 경우에는 무리해서 진행하면 안 되니 주의하자.

| 브리지(엉덩이 및 허벅지 뒤쪽 근육 강화)

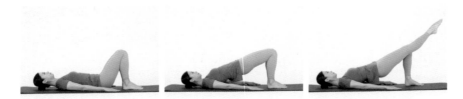

❶ 똑바로 누운 상태에서 무릎을 구부린다. 이때 발뒤꿈치를 최대한 엉덩이 쪽으로 당긴다.

❷ 지면에서 엉덩이를 최대한 들어 올린 채 10초간 유지한 후 내린다. 허리, 엉덩이 근육, 햄스트링(허벅지 뒤쪽 근육)에 힘이 들어가는지 확인한다. 30회 반복한다.

❸ 2번 자세에서 오른쪽 무릎을 펴고 유지한다. 왼쪽 엉덩이 근육, 햄스트링이 더 강화되는 것을 느낄 수 있다. 처음에는 3초간 유지한 후 1초씩 늘려나간다. 1세트에 10회씩 3세트

반복한다. 반대쪽도 같은 방법으로 실시한다.

Tip 처음 브리지 운동을 할 때 햄스트링에 쥐가 나는 경우가 종종 있는데, 이럴 경우 자세를 멈추고 마사지를 한다. 몸통이 틀어지거나 엉덩이가 떨어지지 않는지 인지하며 자세를 바르게 유지한다.

▎네 발 기기 자세에서 무릎 들기(복근 및 허벅지 앞쪽 근육 강화)

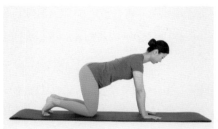 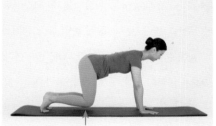

❶ 손과 무릎을 어깨너비로 벌린 채 네 발 기기 자세를 취한다. 이때 팔과 무릎은 지면과 수직이 되게 한다.

❷ 무릎을 지면에서 5cm 정도 뗀 후 자세를 2초간 유지한다. 복근에 힘이 들어가는지 확인하고 다시 1번 자세로 돌아간다. 1세트에 10회씩 3세트 반복한다.

Tip 손목이 불편하면 즉시 멈춘다. 하체 근육이 약한 경우 허벅지 근육에 힘이 갈 수 있는데 최대한 복근을 쓰는지 인지하며 자세를 취한다.

▌ 플랭크(복근 강화)

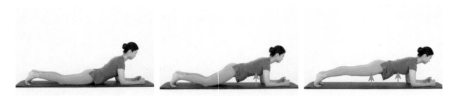

❶ 엎드린 상태에서 양 팔꿈치를 90도로 구부려 지면에 댄다.

❷ 무릎과 팔꿈치는 지면에 붙인 채 엉덩이만 들어 올린 후 3초간 자세를 유지한다. 복근에
   힘이 들어가는지 확인한다. 20회 반복한다.

❸ 2번 운동이 쉽게 느껴질 때 3번 운동을 실시한다. 2번 자세에서 무릎을 지면에서 뗀 후 3
   초간 유지한다. 20회 반복한다.

Tip 허리 통증이 느껴지면 즉시 멈춘다. 최대한 척추가 일자가 되도록 유지한다. 허리 척추가
     전만(앞으로 휜 상태)이 되거나 후만(뒤로 휜 상태)이 되지 않도록 주의한다.

▌ 사이드 플랭크(요방형근, 복사근 강화)

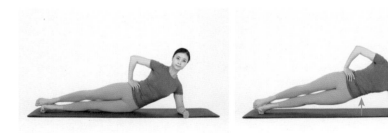

❶ 옆으로 누운 상태에서 팔꿈치를 90도로 구부려 지면에 댄다. 반대쪽 손은 허리 위에 올린다.

❷ 골반을 들어 올린 후 2초간 자세를 유지한다. 옆구리 근육에 힘이 들어오는지 확인한다.

10회 반복한다. 반대쪽도 동일하게 실시한다.

 Tip 허리 통증이 느껴지면 즉시 멈춘다. 몸통이 틀어지거나 엉덩이가 떨어지지 않는지 인지

하며 자세를 바르게 유지한다.

| 버드독(팔, 엉덩이, 코어 근육 강화 및 균형력 증가)

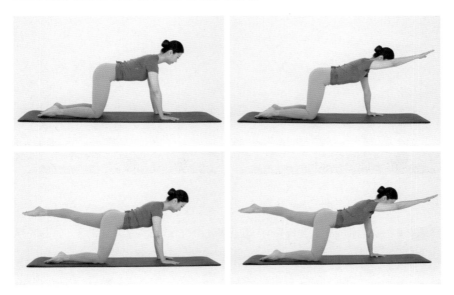

❶ 손과 무릎을 어깨너비로 벌린 채 네 발 기기 자세를 취한다. 이때 팔과 무릎은 지면과 수

직이 되게 한다.

❷ 오른쪽 팔을 몸통과 수평이 되도록 들어 올린다. 왼쪽 팔과 번갈아가며 실시한다.

❸ 왼쪽 다리의 무릎을 펴고 몸통과 수평이 되도록 들어 올린다. 오른쪽 다리와 번갈아가며 실시

한다.

❹ 오른쪽 팔과 왼쪽 다리를 동시에 뻗어 몸통과 수평을 유지한다. 왼쪽 팔과 오른쪽 다리
도 같은 방법으로 실시한다. 각 자세 당 3초간 자세를 유지한다. 양쪽 모두 시행하는 것을
1세트로 20세트 반복한다.

Tip 팔다리를 너무 높게 올리지 말고 몸통과 수평을 유지한다. 몸통이 틀어지지 않도록 균형
을 잘 잡는다.

∥ 데드버그(복근 강화)

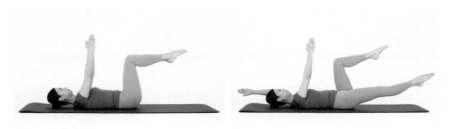

❶ 똑바로 누운 상태에서 두 팔과 허벅지를 몸통과 수직이 되도록 앞쪽으로 들어 올린다. 무
릎은 90도를 유지한다.

❷ 반대쪽 팔과 다리를 동시에 쭉 피며 바닥 쪽으로 내린다. 이때 손과 발이 바닥에 닿지 않
도록 한다. 3초간 자세를 유지한다. 양쪽 모두 시행하는 것을 1세트로 20세트 반복한다.

Tip 허리 통증이 있는 경우 즉시 멈춘다.

| 고관절 네 방향 운동(엉덩이 신전, 외전 근육 및 회전 근육 강화)

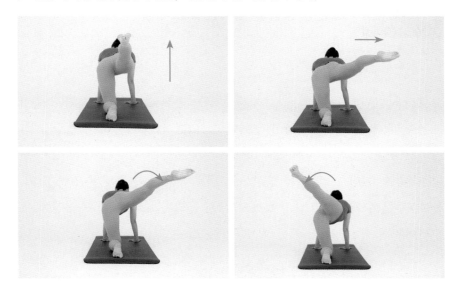

❶ 네 발 기기 자세에서 한쪽 다리를 몸통과 수평이 되게 들어 올린 후 위쪽으로 다리를 살짝 올렸다가 원위치로 내리는 동작을 10회 반복한다.

❷ 바깥쪽으로 다리를 벌렸다 원위치로 모으는 동작을 10회 반복한다.

❸ 바깥쪽으로 원을 그리듯 다리를 회전하는 동작을 10회 반복한다.

❹ 안쪽으로 원을 그리듯 다리를 회전하는 동작을 10회 반복한다. 양쪽 모두 시행하는 것을 1세트로, 5세트 반복한다.

Tip 고관절 통증이 느껴지면 즉시 멈춘다. 좌우 고관절이 비대칭일 경우 동작이 잘 되지 않는다. 불편한 쪽을 더 많이 반복한다. 몸통이 틀어지거나 움직이지 않도록 유지하며, 최대한 고관절에서 움직임이 일어나도록 한다.

體 17 　고관절 통증을 줄이는 스트레칭

고관절은 골반과 대퇴뼈(허벅다리뼈)를 잇는 관절로 6가지 움직임(굴곡, 신전, 외전, 내전, 외회전, 내회전)이 일어난다. 오랜 시간 동안 좌업생활을 하거나 스포츠 및 취미 활동으로 비대칭하게 사용 시 고관절 주위에 통증이 생길 수 있다. 고관절을 중심으로 해부 구조상 연결되어 있는 허리, 골반, 무릎을 가로지르는 근육까지 함께 늘리자. 고관절의 움직임이 부드러워지면 허리, 골반, 무릎의 통증도 줄일 수 있다.

▎ 대퇴직근 스트레칭(허벅지 앞쪽 근육 이완)

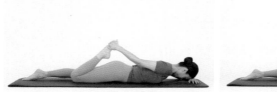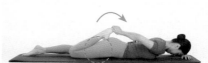

❶ 엎드려 누운 상태에서 왼쪽 손등에 이마를 대고, 오른쪽 무릎을 구부리며 발등을 잡는다.

❷ 발등을 머리 방향으로 잡아당긴다. 허벅지 앞쪽의 대퇴직근(빨간색 동그라미)이 이완되는 것을 느끼며 15초간 자세를 유지한다. 반대쪽도 같은 방법으로 실시한다. 양쪽 모두 시행하는 것을 1세트로 10세트 반복한다.

Tip 무리하게 당기면 근육이 찢어질 수 있으므로 천천히 약하게 발등을 잡아당긴다. 빠르게
당길 경우 쥐가 날 수도 있다.

| 이상근 스트레칭(고관절 외회전 근육 이완)

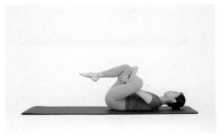 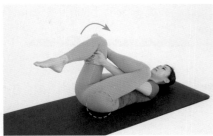

❶ 똑바로 누운 상태에서 양 무릎을 구부린다. 왼쪽 발목을 오른쪽 무릎 위에 포개어 올린다.
양손을 깍지 낀 채 왼쪽 무릎 뒤쪽(또는 무릎)을 잡는다.

❷ 깍지 낀 손으로 무릎을 최대한 가슴 쪽으로 당겨 10초간 자세를 유지한다. 반대쪽 이상근
(빨간색 동그라미)이 이완되는 것을 느끼며 15초간 자세를 유지한다. 반대쪽도 같은 방법으
로 실시한다. 양쪽 모두 시행하는 것을 1세트로 10세트 반복한다.

| 고관절 굽힘 근육 스트레칭(장요근, 대퇴직근 이완)

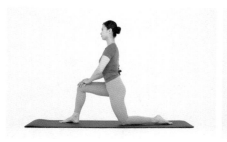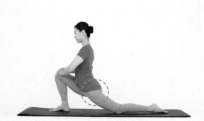

❶ 무릎을 90도 구부려 바닥에 대고 몸통은 똑바로 세운다. 오른쪽 발바닥을 지면에 대고 무릎을 자연스럽게 구부린다. 왼쪽 다리는 무릎과 발등을 지면에 대고 자세를 유지한다.

❷ 오른쪽 무릎을 앞으로 이동시킨다. 고관절 굽힘 근육(빨간색 동그라미)이 늘어나는 느낌을 느끼며 15초간 자세를 유지한다. 반대쪽도 같은 방법으로 실시한다. 양쪽 모두 시행하는 것을 1세트로 20세트 반복한다.

Tip 무릎이 바닥에 닿는 쪽에 수건이나 매트를 꼭 깔아 둔다. 앞쪽으로 이동해 스트레칭할 때 골반을 뒤로 기울이면(후방 경사) 스트레칭에 도움이 된다. 몸통이 틀어지지 않도록 자세를 바르게 유지한다.

▮ 햄스트링 스트레칭(햄스트링 및 종아리 근육 이완)

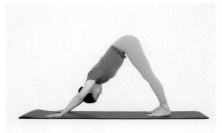 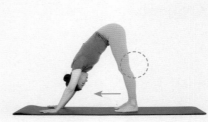

❶ 엎드려뻗쳐 자세를 취한다. 손바닥과 발바닥 전체가 지면에 닿게 한다.

❷ 무릎을 최대한 편 상태로 양발을 한 쪽씩 앞으로 천천히 움직인다. 햄스트링(빨간색 동그라미)과 종아리 근육이 늘어나는 것을 느끼며 다시 뒤쪽으로 이동한다. 10회 반복한다.

Tip 손목에 통증이 느껴지면 즉시 멈춘다. 최대한 천천히 좁은 간격으로 이동한다.

허벅지 안쪽 근육을 키우는 발바닥 박수

허벅지 근육은 보행 시, 하체로 큰 힘을 내야 하는 운동을 할 때 중요하게 작용한다. 허벅지 바깥쪽 근육은 해부학적으로 근육의 크기가 크고, 수축 방향이 바깥쪽으로 작용하는 특성이 있다. 다리에 힘을 주면 자연스럽게 바깥쪽 근육에 힘이 닿는다. 반면 허벅지 안쪽 근육은 다리를 모으는 동작을 통해 의도적으로 운동을 해줘야 강화된다. 천장을 바라보고 똑바로 누워서 발바닥으로 박수를 치듯 운동을 하면 허벅지 안쪽 근육이 강화된다. 또한 균형 감각이 길러지고, 발바닥에 자극이 가 혈액순환이 원활해진다. 다리를 들어 올릴 때 복근도 함께 쓰이는 효과가 있다.

❙ 발바닥 박수(허벅지 내전근 및 코어 근육 강화)

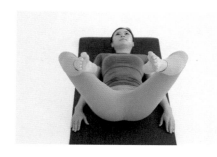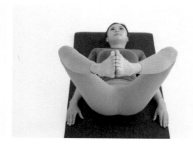

❶ 똑바로 누운 상태에서 두 다리를 들어 올린 후 벌린다. 이때 팔은 옆으로 자연스럽게 벌려

지면에 댄다.

❷ 박수를 치듯 발바닥을 붙였다 뗀다. 처음에는 10회 반복한 후 10회씩 늘려나간다. 10회 → 20회 → 30회로 늘려가며 최대 100회까지 운동한다.

Tip 다리를 들어 올릴 때 허리 통증이 생기면 즉시 멈춘다. 정확하게 발바닥을 마주치듯 부딪쳐 운동한다.

體 19 　관절염을 예방하는 슬개골 마사지

무릎 앞쪽에 동그랗게 튀어나온 뼈를 슬개골이라고 한다. '뚜껑뼈'라는 별칭도 있다. 허벅지 앞쪽에 붙어 있는 큰 근육인 대퇴사두근은 슬개골을 감싸며 정강이뼈 위쪽으로 이어진다. 슬개골 위로는 대퇴직근, 아래로는 슬개건(힘줄), 안쪽에는 내측광근과 내전근, 바깥쪽에는 외측광근과 장경인대 같은 구조물이 붙어 있다. 무릎 안쪽에는 연골이 있으며, 십자인대, 측부인대가 붙어 있다. 슬개골을 중심으로 상하좌우에 많은 구조물이 있는데 이들을 골고루 사용하지 않아 불균형이 생기면 통증, 움직임 제한 등의 문제가 생긴다. 슬개건을 비롯해 슬개골 주위 근육을 마사지하듯 풀어주는 습관을 기르자. 관절 움직임을 개선하면 관절염을 예방할 수 있다.

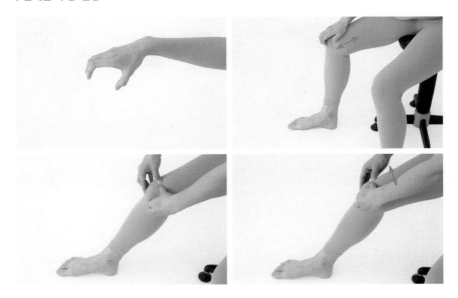

❶ 한 손을 구부려 움켜쥐는 모양을 취한다.

❷ 의자에 앉아 한쪽 무릎을 살짝 구부린다. 무릎(슬개골)을 감싸쥐듯 잡은 후 아래위로 마사지한다. 아래위로 움직이는 것을 1세트로 30세트 반복한다.

❸ 양손을 무릎(슬개골) 양옆에 올린다. 살짝 힘을 준 채 슬개골을 왼쪽으로 당긴다.

❹ 이어서 반대 방향인 오른쪽으로 당긴다. 좌우로 움직이는 것을 1세트로 30세트 반복한다.

Tip 슬개골을 상하좌우로 움직일 때 덜 움직이는 쪽을 더 많이 반복한다. 손에 힘을 너무 많이 주지 말고 슬개골을 가볍게 움직인다.

▎슬개건 마사지

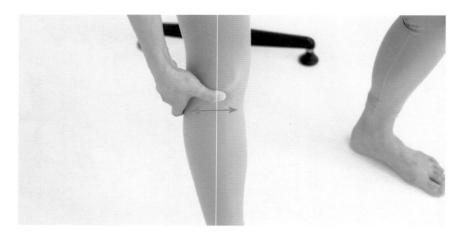

❶ 의자에 앉아 한쪽 무릎을 살짝 구부린다. 엄지손가락을 슬개골 밑에 위치한 슬개건(힘줄)
에 올린다.

❷ 엄지손가락으로 슬개건을 누르고 좌우로 움직이며 마사지한다. 30회 반복한다. 반대쪽도
같은 방법으로 실시한다.

Tip 막 문지르지 않고 천천히 부드럽게 마사지한다.

體 20 | 균형력을 키우는 한 발 서기

어렸을 때는 균형대 위에서 걷는다든지 한 발로 서는 신체 활동을 종종 한다. 성인이 되면 특정 스포츠를 즐기는 경우를 제외하고는 균형 운동을 할 일이 거의 없다. 비대칭 자세로 생활하는 습관이 굳어지면 균형 능력이 떨어져 낙상 시 크게 다칠 수 있다. 균형 감각을 잃지 않기 위해 다음과 같은 운동을 꾸준히 하자.

▎한 발 서기(균형 능력 향상)

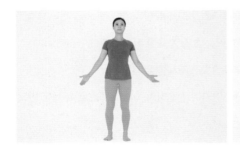 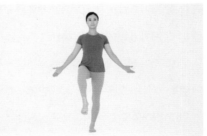

❶ 다리를 어깨너비로 벌리고, 양팔을 좌우로 벌린다.

❷ 무릎이 수직이 되도록 오른쪽 허벅지를 들어 올린다. 몸통이 흔들리지 않도록 신경 쓰며 정면을 바라보는 자세를 유지한다. 30초를 목표로 진행한다. 반대쪽도 같은 방법으로 실시한다.

Tip 어지럽거나 넘어질 것 같으면 바로 다리를 내린다. 낙상 예방을 위해 손으로 잡을 수 있는 위치에 의자나 테이블을 두고 운동한다.

｜한 발로 서서 네 방향으로 움직이기(균형 능력 향상 및 고관절 근육 강화)

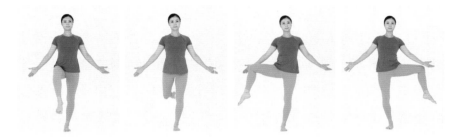

❶ 다리를 어깨너비로 벌리고, 양 팔을 좌우로 벌린다. 무릎이 수직이 되도록 오른쪽 허벅지를 앞쪽으로 들어 올린 후 3초간 자세를 유지한다.

❷ 한 발 서기 상태에서 뒤쪽으로 무릎을 구부려 3초간 자세를 유지한다.

❸ 한 발 서기 상태에서 오른쪽으로 무릎을 구부려 3초간 자세를 유지한다.

❹ 한 발 서기 상태에서 왼쪽으로 무릎을 구부려 3초간 자세를 유지한다.

❺ 앞쪽−뒤쪽−오른쪽−왼쪽 네 방향으로 번갈아가며 진행하며, 이를 1세트로 10세트 반복한다. 반대쪽도 같은 방법으로 실시한다.

Tip 어지럽거나 넘어질 것 같으면 바로 다리를 내린다. 낙상 예방을 위해 손으로 잡을 수 있는 위치에 의자나 테이블을 두고 운동한다.

혈액 순환을 돕는 종아리 이완 마사지

종아리는 '제2의 심장'이라는 별칭으로 불릴 만큼 중요한 부위다. 심장에서 나온 혈액이 말초로 순환된 후 다시 심장으로 보내질 때 종아리 근육이 펌프 역할을 하기 때문이다. 오래 앉아 있거나 서 있을 경우 종아리의 혈액 순환이 정체되기에 코끼리처럼 다리가 퉁퉁 부어 무겁고 피로한 상태가 되는 것이다. 평소 종아리를 부드럽게 유지해 혈액 순환을 원활하게 하자.

| 종아리 이완 마사지

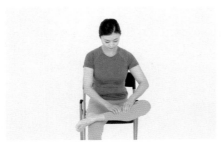 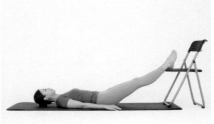

❶ 의자에 앉아 왼쪽 무릎을 구부려 오른쪽 허벅지 위에 올린다. 양손으로 종아리 근육을 감싸쥔다. 종아리 근육을 구부렸다 폈다 위아래로 주무르며 5분간 마사지한다. 뭉쳐있거나 아픈 부위를 집중적으로 풀어준다. 반대쪽도 같은 방법으로 실시한다.

❷ 바닥에 누워 두 다리를 소파 또는 의자에 올린다. 10분 이상 자세를 유지한다. 다리를 심

장보다 높게 올리면 혈액 순환에 도움이 된다(하지 거상법).

Tip 마사지할 때 엄지손가락에만 힘을 주면 손가락 관절이 손상될 수 있으니 주의한다.

매일 발을 관찰하자

발은 아파 보지 않으면 그 소중함을 잘 모른다. 발이 아프면 걷기도 힘들고, 서 있기도 불편하다. 인체를 떠받들고 보행을 위해 중요한 역할을 하는 발을 잘 관찰해야 건강을 지킬 수 있다.

발의 모양을 살펴보면 가운데를 중심으로 아치(arch)라 불리는 완만한 곡선을 띠고 있다. 안쪽 세로 아치, 바깥쪽 세로 아치, 가로 아치로 삼각형 모양을 이룬다. 안쪽 세로 아치가 무너져 수평에 가까운 모양을 띠면 평발이라 한다. 평발의 경우 걸을 때 피로감을 크게 느낄 수 있으며,

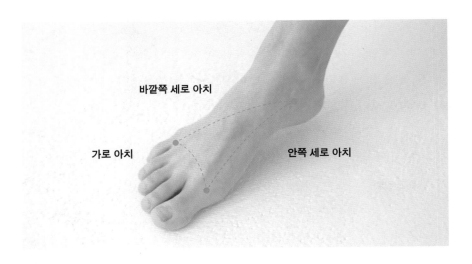

안쪽에 체중이 더 실리면서 안짱다리(X자 다리)가 되기도 하고, 무릎에 무리를 주기도 한다. 대퇴뼈도 안쪽으로 돌아가 골반의 불균형도 유발하며, 허리, 등, 목 척추를 휘게 할 수도 있다. 안쪽 세로 아치가 너무 높아도 불편하다. 바깥쪽 세로 아치의 공간이 좁아지면 완충 작용을 잘 하지 못하는데 바깥쪽에 체중이 크게 실리면서 뼈 정렬이 비정상으로 변할 수 있다.

안쪽 세로 아치의 높낮이는 자가 테스트로 알 수 있다. 검지, 중지 손가락 첫 번째 마디가 안쪽 아치에 들어가면 정상이다. 잘 들어가지 않으면 평발에 가까워진다. 손가락 첫 번째 마디를 넘어서 들어가면 아치가 너무 높은 상태이다. 안쪽 세로 아치 높낮이를 확인해 내 발의 모양을 파악해 보자.

발에는 체중이 실린다. 걸을 때는 체중의 1.5배, 달릴 때는 체중의 약 5배 가까이 부하가 걸린다. 만약 서서 한 쪽 방향으로 반복적인 업무를 할 경우 그 방향에 따라 무게 중심이 이동한다. 예를 들어 왼쪽으로 물건을 옮기는 작업을 반복하면 몸의 왼쪽 바깥쪽 근육이 발달하고, 오른쪽은 상대적으로 약해져 불균형이 생긴다. 따라서 최대한 대칭으로 작업하는 것이 좋으며, 어쩔 수 없는 경우라면 작업 후 스트레칭과 운동을 통해 몸의 균형을 올바르게 맞춰야 한다.

발바닥에 굳은살이 있는 부위를 살피자. 발뒤꿈치 쪽에 굳은살이 있다면 체중이 뒤쪽으로 많이 실리는 편일 것이고 엄지발가락 밑으로 굳은살이 있다면 앞쪽과 안쪽에 무게 중심이 실리는 편이라고 판단할 수 있다. 굳은살 위치를 보며 체중 부하가 어디에 실리는지와 좌우 비대칭을 살필 수 있다. 하이힐을 즐겨 신는 경우 무게 중심이 앞쪽, 안쪽으로 이동하며 발에 변형이 일어나 무지외반증이 생길 수 있다. 자신의 발 사이즈보다 작은 신발을 신는 경우에도 마찬가지다.

저녁마다 발의 붓기를 살피자. 많이 걷거나 뛴 경우, 꽉 조이는 불편한 신발을 신고 활동한 경우 과하게 부을 수 있다. 발은 활동량이 많을수록 붓기에 저녁에 발과 종아리를 심장보다 더 높게 드는 하지거상 자세를 취하거나 마사지(229쪽)로 근육을 풀면 좋다.

발의 온도 체크도 중요하다. 발이 찬 경우 혈액 순환이 말초까지 이뤄지지 않았다는 뜻이다. 평소 잘 때 수면양말을 신거나 발을 따뜻하게 유지하기 위한 노력을 하자. 발끝까지 혈액 순환이 잘 되지 않으면 발에 문제가 생겼을 때 회복도 느리다. 심해지면 심혈관 질환을 유발할 수도 있다.

발의 형태, 색깔, 붓기, 온도 등을 살피며 관리를 소홀히 하지 말자.

참고 문헌

1장. 만성 통증으로 고통받는 이들

1   Bargh JA, Chen M, Burrows L. Automaticity of social behavior: direct effects of trait construct and stereotype-activation on action. J Pers Soc Psychol. 1996 Aug;71(2):230-44.

2   Alexander (Ed.), Charles; Langer (Ed.), Ellen (1990). Higher stages of human development: Perspectives on adult growth. New York, NY: Oxford University Press. Retrieved September 20, 2018.

3   Baradaran Mahdavi S, Riahi R, Vahdatpour B, Kelishadi R. Association between sedentary behavior and low back pain; A systematic review and meta-analysis. Health Promot Perspect. 2021 Dec 19;11(4):393-410.

4   Morley JE, Vellas B, van Kan GA, Anker SD, Bauer JM, Bernabei R, Cesari M, Chumlea WC, Doehner W, Evans J, Fried LP, Guralnik JM, Katz PR, Malmstrom TK, McCarter RJ, Gutierrez Robledo LM, Rockwood K, von Haehling S, Vandewoude MF, Walston J. Frailty consensus: a call to action. J Am Med Dir Assoc. 2013 Jun;14(6):392-7.

2장. 생활습관이 엉망이면 노화하지 않아도 노쇠할 수 있다

5   서울아산병원 질환백과.

6   통계청, 2022 한국인 기대수명 및 건강수명 추이, 2022.

7   Fried LP, Tangen CM, Walston J, Newman AB, Hirsch C, Gottdiener J, Seeman T, Tracy R, Kop WJ, Burke G, McBurnie MA; Cardiovascular Health Study Collaborative Research Group. Frailty in older adults: evidence for a phenotype. J Gerontol A Biol Sci Med Sci. 2001 Mar;56(3):M146-56.

8   한국노인노쇠코호트사업단, 신체 노쇠 자가 점검표.

9   세계보건기구(WHO), The top 10 causes of death(who.int).

10 Khera AV, Emdin CA, Drake I, Natarajan P, Bick AG, Cook NR, Chasman DI, Baber U, Mehran R, Rader DJ, Fuster V, Boerwinkle E, Melander O, Orho-Melander M, Ridker PM, Kathiresan S. Genetic Risk, Adherence to a Healthy Lifestyle, and Coronary Disease. N Engl J Med. 2016 Dec 15;375(24):2349-2358.

11 Barker DJ. The fetal and infant origins of adult disease. BMJ. 1990 Nov 17;301(6761):1111.

12 Lane M, Robker RL, Robertson SA. Parenting from before conception. Science. 2014 Aug 15;345(6198):756-60.

13 Horvath S. DNA methylation age of human tissues and cell types. Genome Biol. 2013;14(10):R115.

14 Ader R, Cohen N. Behaviorally conditioned immunosuppression. Psychosom Med. 1975 Jul-Aug;37(4):333-40.

15 신경희 저, 『라이프스타일의학』, 군자출판사, 2022.

16 위의 책.

17 Okereke OI, Rosner BA, Kim DH, Kang JH, Cook NR, Manson JE, Buring JE, Willett WC, Grodstein F. Dietary fat types and 4-year cognitive change in community-dwelling older women. Ann Neurol. 2012 Jul;72(1):124-34.

18 Dong L, Xiao R, Cai C, Xu Z, Wang S, Pan L, Yuan L. Diet, lifestyle and cognitive function in old Chinese adults. Arch Gerontol Geriatr. 2016 Mar-Apr;63:36-42.

19 Conner TS, Brookie KL, Richardson AC, Polak MA. On carrots and curiosity: eating fruit and vegetables is associated with greater flourishing in daily life. Br J Health Psychol. 2015 May;20(2):413-27.

20 Kehler DS, Theou O. The impact of physical activity and sedentary behaviors on frailty levels. Mech Ageing Dev. 2019 Jun;180:29-41.

3장. 4050 생활습관 리셋 66일 프로젝트

21 신경희 저, 『라이프스타일의학』, 군자출판사, 2022.

22 Selye, H. A Syndrome produced by Diverse Nocuous Agents. Nature 138, 32 (1936).

23 동아사이언스, 『과학동아』, 일반적응증후군 진행과정 [https://m.dongascience.com/news.php?idx=7280].

24 김주환 저, 『회복 탄력성』, 위즈덤하우스, 2011.

25 [https://www.mindful.org/5-ways-build-resilience-every-day/].

26 Merriam-Webster. Suffer. 2017 9/9/17 Available from [https://www.merriam-webster.com/dictionary/suffer].

27 Chung F, Abdullah HR, Liao P. STOP-Bang Questionnaire: A Practical Approach to Screen for Obstructive Sleep Apnea. Chest. 2016 Mar;149(3):631-8.

28 Sabia S, Fayosse A, Dumurgier J, van Hees VT, Paquet C, Sommerlad A, Kivimäki M, Dugravot A, Singh-Manoux A. Association of sleep duration in middle and old age with incidence of dementia. Nat Commun. 2021 Apr 20;12(1):2289.

29 대한수면학회, 수면위생법 [https://www.sleepmed.or.kr/content/info/hygiene.html].

30 신경희 저, 『라이프스타일의학』, 군자출판사, 2022.

31 허버트 벤슨 저, 양병찬 역, 『이완반응』, 페이퍼로드, 2020.

32 한국산업안전보건공단, 공식 블로그 [https://blog.naver.com/koshablog/220853359739].

33 보건복지부 중앙치매센터, 『대한민국 치매 현황 2021년 보고서』, 2021.

34 보건복지부 중앙치매센터, 치매예방수칙 3.3.3.

35 조승우 저, 『건강과 다이어트를 동시에 잡는 7대 3의 법칙 채소·과일식』, 바이북스, 2022.

36 위의 책.

37 Craig WJ, Mangels AR, Fresán U, Marsh K, Miles FL, Saunders AV, Haddad EH, Heskey CE, Johnston P, Larson-Meyer E, Orlich M. The Safe and Effective Use of Plant-Based Diets with Guidelines for Health Professionals. Nutrients. 2021 Nov 19;13(11):4144.

38 미국 농무부 나의 접시(USDA's My Plate) [https://www.myplate.gov/].

39 하버드대 건강식 접시 [https://nutritionsource.hsph.harvard.edu/healthy-eating-plate].

40 보건복지부·한국영양학회, 2020 한국인 영양소 섭취기준 활용연구, 2021.

41 Levine ME, Suarez JA, Brandhorst S, Balasubramanian P, Cheng CW, Madia F, Fontana L, Mirisola MG, Guevara-Aguirre J, Wan J, Passarino G, Kennedy BK, Wei M, Cohen P, Crimmins EM, Longo VD. Low protein intake is associated with a major reduction in IGF-1, cancer, and overall mortality in the 65 and younger but not older population. Cell Metab. 2014 Mar 4;19(3):407-17.

42 미국 암협회 [https://www.cancer.org/cancer/risk-prevention/understanding-cancer-risk/known-and-probable-human-carcinogens.html].

43 Vistoli G, De Maddis D, Cipak A, Zarkovic N, Carini M, Aldini G. Advanced glycoxidation and lipoxidation end products (AGEs and ALEs): an overview of their mechanisms of formation. Free Radic.

44 미국 환경실무그룹 [https://www.ewg.org/foodnews/clean-fifteen.php].

45 국립농산물품질관리원 친환경 인증 관리시스템 [https://www.enviagro.go.kr/portal/content/html/info/signintro.jsp].

46 최현석 저, 『식탁 위의 비타민 미네랄 사전』, 지성사, 2007.

47 건강iN [https://www.nhis.or.kr/magazin/123/html/c06.html].

48 식품의약품안전처, 국민건강영양조사자료.

49 de la Monte SM, Wands JR. Alzheimer's disease is type 3 diabetes-evidence reviewed. J Diabetes Sci Technol. 2008 Nov;2(6):1101-13.

50 Yeh TS, Yuan C, Ascherio A, Rosner BA, Willett WC, Blacker D. Long-term Dietary Flavonoid Intake and Subjective Cognitive Decline in US Men and Women. Neurology. 2021 Sep 7;97(10):e1041-e1056.

51 식품의약품안전처 식품안전나라, 카페인 과잉 섭취 시 부작용 [https://www.foodsafetykorea.go.kr/portal/board/boardDetail.do?menu_no=3409&menu_grp=MENU_NEW05&bbs_no=bbs820&ntctxt_no=1064524&start_idx=2&nticmatr_yn=N&bbs_type_cd=03&ans_yn=N&order_type=01&list_img_].

52 질병관리청 국가건강정보포털, 알코올 의존도 자가 점검표.

53 한국과학기술개발원, 스마트폰 중독 자가 테스트, 2022.

54 식품의약품안전처, 영양성분표.

55 조승우 저, 『건강과 다이어트를 동시에 잡는 7대 3의 법칙 채소·과일식』, 바이북스, 2022.

56 위의 책.

57 8-hour time-restricted eating linked to a 91% higher risk of cardiovascular death. American Heart Association Epidemiology and Prevention Lifestyle and Cardiometabolic Health Scientific Sessions 2024, Abstract P192.

58 Patterson R, McNamara E, Tainio M, de Sá TH, Smith AD, Sharp SJ, Edwards P, Woodcock J, Brage S, Wijndaele K. Sedentary behaviour and risk

of all-cause, cardiovascular and cancer mortality, and incident type 2 diabetes: a systematic review and dose response meta-analysis. Eur J Epidemiol. 2018 Sep;33(9):811-829.

59 Wu J, Fu Y, Chen D, Zhang H, Xue E, Shao J, Tang L, Zhao B, Lai C, Ye Z. Sedentary behavior patterns and the risk of non-communicable diseases and all-cause mortality: A systematic review and meta-analysis. Int J Nurs Stud. 2023 Oct;146:104563.

60 보건복지부 · 한국건강증진개발원, 『한국인을 위한 신체활동 지침서 개정판』, 2023.

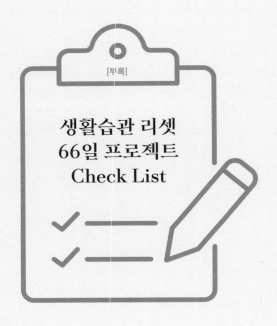

[부록]

생활습관 리셋
66일 프로젝트
Check List

이 책에는 心 마음 습관 22가지
食 음식 습관 22가지
體 운동 습관 22가지가 실려 있습니다.

하루에 각 항목별로 1가지씩만 숙지하면 총 22일이 걸립니다.
이를 3회 반복해 66일간 지속하면
평생의 습관으로 정착시킬 수 있을 거예요.

	Day 1	check
心	80쪽 외부 스트레스와 내부 스트레스를 분리하자	
食	129쪽 일일 식사 기록을 하자	
體	178쪽 체형 교정의 시작, 바른 호흡	

	Day 2	check
心	83쪽 급성 스트레스와 만성 스트레스를 알고 관리하자	
食	131쪽 바로 알고 실천하는 자연식물식	
體	181쪽 7가지 나쁜 자세를 피하자	

	Day 3	check
心	86쪽 회복탄력성을 높이는 5가지 방법	
食	134쪽 가장 중요한 것은 다양하게 먹기	
體	185쪽 좌업생활자를 위한 바른 앉기 자세	

	Day 4	check
心	88쪽 피할 수 없는 고통과 피할 수 있는 고통을 구분하자	
食	137쪽 평소 먹는 양보다 20% 적게 먹자	
體	187쪽 고개를 숙이는 대신 정면을 바라보자	

	Day 5	check
心	91쪽 하루 10분 야외에서 햇빛을 쐬자	
食	139쪽 적색육, 가공육, 가공식품 섭취를 줄이자	
體	189쪽 눈의 피로가 풀리는 온열 마사지	

	Day 6	check
心	93쪽 STOP-BANG 테스트로 수면 상태를 확인하자	
食	141쪽 단순 탄수화물과 정제 탄수화물을 제한하자	
體	191쪽 긴장성 두통을 완화하는 마사지	

	Day 7	check
心	95쪽 양질의 수면 위생 습관을 실천하자	
食	144쪽 클린 피프틴(Clean 15) 농산물을 챙겨 먹자	
體	194쪽 저작 활동을 위한 턱관절 스트레칭	

	Day 8	check
心	97쪽 수면 자세를 개선하자	
食	146쪽 미량 영양소의 중요성을 익혀 두자	
體	196쪽 일상 속 신체활동을 적극적으로 늘리자	

	Day 9	check
心	99쪽 마음챙김명상을 해 보자	
食	148쪽 섬유질이 풍부한 음식으로 변비를 예방하자	
體	198쪽 안전하게 운동하는 법을 익히자	

	Day 10	check
心	101쪽 3가지 호흡법을 알아 두자	
食	150쪽 음식을 천천히 먹는 습관을 기르자	
體	200쪽 중고강도로 30분씩 유산소 운동을 하자	

	Day 11	check
心	103쪽 지속 가능한 순도 100% 휴식리스트를 만들자	
食	152쪽 식물성 단백질 섭취량을 늘리자	
體	202쪽 type 2 근육을 강화하자	

	Day 12	check
心	106쪽 포모도로 기법으로 휴식을 취하자	
食	154쪽 일일 나트륨 권장량을 지키고 충분히 배출하자	
體	204쪽 손가락 굽힘 근육 스트레칭	

	Day 13	check
心	108쪽 이완반응을 수행하자	
食	156쪽 치매 예방을 위한 식품을 챙겨 먹자	
體	206쪽 어깨 뭉침이 풀리는 날개뼈 체조	

	Day 14	check
心	110쪽 가족, 친구, 지인에게 전화로 안부를 묻자	
食	158쪽 물 마시는 습관을 개선하자	
體	208쪽 오십견을 예방하는 어깨 운동	

	Day 15	check
心	112쪽 정기적인 모임을 하나 이상 갖자	
食	161쪽 커피 마시는 습관을 개선하자	
體	210쪽 엘보 통증에 효과적인 운동	

	Day 16	check
心	114쪽 번아웃 예방과 극복법을 알자	
食	163쪽 음주량을 서서히 줄이자	
體	212쪽 허리를 튼튼하게 만드는 7가지 코어 운동	

	Day 17	check
心	117쪽 치매를 예방하는 두뇌 훈련	
食	165쪽 새로운 음식을 직접 요리해 먹자	
體	218쪽 고관절 통증을 줄이는 스트레칭	

	Day 18	check
心	120쪽 비생산적인 사고를 재구성하자	
食	167쪽 컬러푸드를 즐겨 먹자	
體	222쪽 허벅지 안쪽 근육을 키우는 발바닥 박수	

	Day 19	check
心	122쪽 성장형 사고방식을 갖자	
食	168쪽 식사 시간에 스마트폰을 멀리하자	
體	224쪽 관절염을 예방하는 슬개골 마사지	

	Day 20	check
心	124쪽 긍정적 감정을 담아 말하자	
食	170쪽 영양성분표를 살펴보자	
體	227쪽 균형력을 키우는 한 발 서기	

	Day 21	check
心	125쪽 1일 1회 감사하는 습관을 갖자	
食	172쪽 4050 추천 영양제	
體	229쪽 혈액 순환을 돕는 종아리 이완 마사지	

	Day 22	check
心	127쪽 버킷리스트를 작성하자	
食	175쪽 4050의 다이어트는 달라야 한다	
體	231쪽 매일 발을 관찰하자	

4050 생활습관 리셋

초판 1쇄 발행 2024년 7월 2일

지은이   안병택
펴낸이   허대우

기획 편집   한혜인, 이정은
디자인   도미솔
모델   탁슬기
영업·마케팅   도건홍, 김은석, 이성수, 정성효, 김서연, 김경언
경영지원   채희승, 안보람, 나이현

펴낸곳   ㈜좋은생각사람들
주소   서울시 마포구 월드컵북로22 영준빌딩 2층
이메일   book@positive.co.kr
출판등록   2004년 8월 4일 제2004-000184호

ISBN 979-11-93300-29-9(03510)

  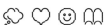

좋은생각은 긍정, 희망, 사랑, 위로, 즐거움을 불어넣는 책을 만듭니다.
positivebook_insta www.positive.co.kr